トップ専門医の「家庭の医学」シリーズ

スーパー図解

パーキンソン病

すみやかな改善を目指す最新知識

【監修】
村田美穂
(独)国立精神・神経医療研究センター病院　特命副院長
パーキンソン病・運動障害疾患センター長

法 研

はじめに——パーキンソン病と上手につきあうために

パーキンソン病という病名が確立したのは19世紀後半ですが、病気としてはとても古くから知られており、紀元前から伝わるインドの伝承医学アーユルヴェーダのなかにも取り上げられています。２０００年以上の歴史のなかで人類はさまざまな努力・研究を重ね、この病気がドパミンという物質を作る神経細胞が障害されるためにおこること、ドパミンを補充することで症状がよくなること、などを明らかにしてきました。最近はこのドパミンをいかに上手に自然に近い形で補充するか、さらにドパミンを作る細胞そのものの変性が進まないようにするにはどうしたらよいか、できるだけ早くこの病気を正確に診断するにはどうしたらよいか、というような研究も進んでいます。

パーキンソン病のお薬は現在では10指に余るほどあり、さらに、一つ一つの薬をどのように使い、どのように組み合わせればより良いかということもわかってきました。また、必要なドパミンを十分に補充することとともに、運動不足にならないよう常に体をよく動かすこと、あまり不安にならずに常に前向きに生活することの重要さなども明らかになってきました。

治療をいつ始めるかという点についても、以前は、パーキンソン病の薬は不足するドパミンを補充するだけで細胞の変性を治すわけではないし、お薬の副作用も心配なので、あまり早期に治療を始めないほうがよいのではないかと、いう考えもありました。しかし、今では早期からきちんと治療して、より早くより普通の状態にすることが、より良い将来につながると考えられるようになりました。患者さんそれぞれの状態に合わせて、さまざまな治療の選択肢がありますので、からだを動かしにくい状態のままがまんする必要はありません。

さまざまなお薬をあなたの今に合ったように使うためには、医師とのコミュニケーションがきわめて重要です。お薬は処方箋通り飲むこと、そして、飲んだら、よかった、悪かった、変わらなかったということをぜひ医師に伝えてください。

それ以外にも前の診察からの間に変わったことがあれば何でも伝えてくださ い。余談ですが、私は、たまたまてんかん発作を合併したパーキンソン病の患者さんに処方したある抗てんかん薬がパーキンソン病に効果があることを見つけ、それをきっかけに新しいパーキンソン病の薬を作りました。これも、患者さんのご家族の「先生、あの薬を飲んでから、お風呂もトイレも一人で行けるようになっちゃったよ」という言葉がきっかけでした。患者さんやご家族の日々の気づきが新しい薬の誕生につながることもあるのです。新しい薬にはならなかったとしても、少なくともあなたに合う薬を決めるのにはとても大切な情報です。

パーキンソン病は寿命が短くなる病気ではありませんし、急に悪くなることもありません。手足がまひすることもありません。多数の良いお薬の開発により、お薬をきちんと飲んで、常に体を動かすように心がけ、あまり不安にならないようにすることで、10年、15年と元気でいられる病気になってきました。

敵を知り、己を知れば百戦危うからず、です。パーキンソン病について正しい知識をもって、医師等医療者と手を携えて、パーキンソン病と上手に付き合っていってください。そのために本書が少しでもお役にたてれば望外の喜びです。

平成26年7月

(独)国立精神・神経医療研究センター　病院特命副院長　村田　美穂

第1章 The first chapter

パーキンソン病とはどんな病気か

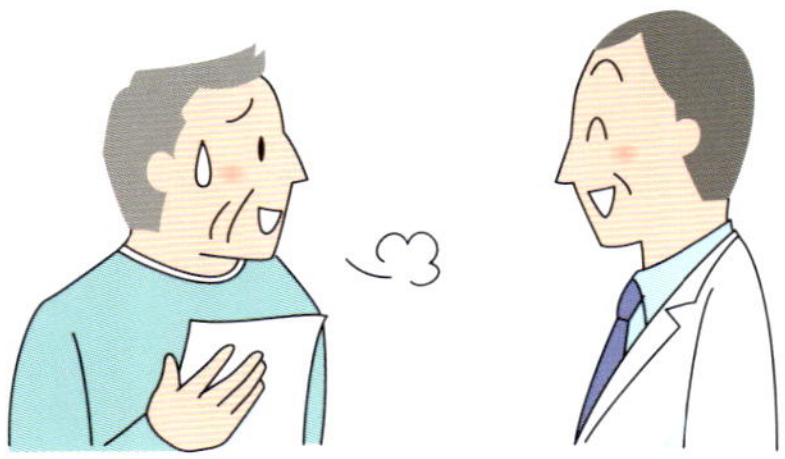

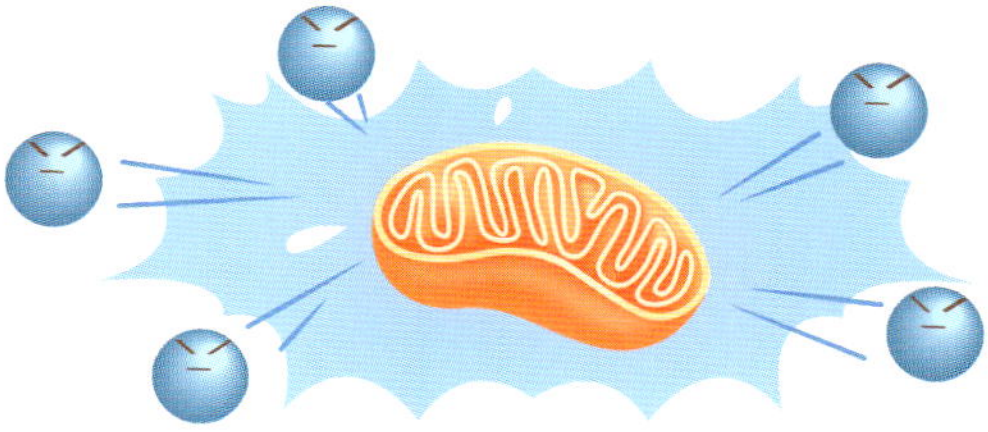

第2章 パーキンソン病の診断から治療へ

The second chapter

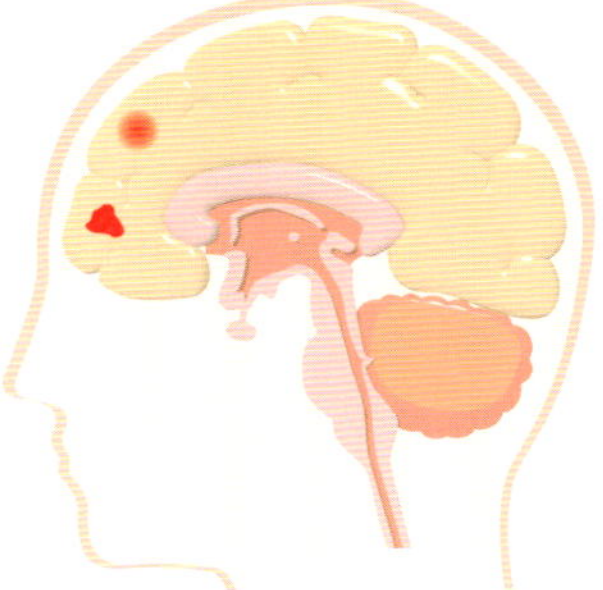

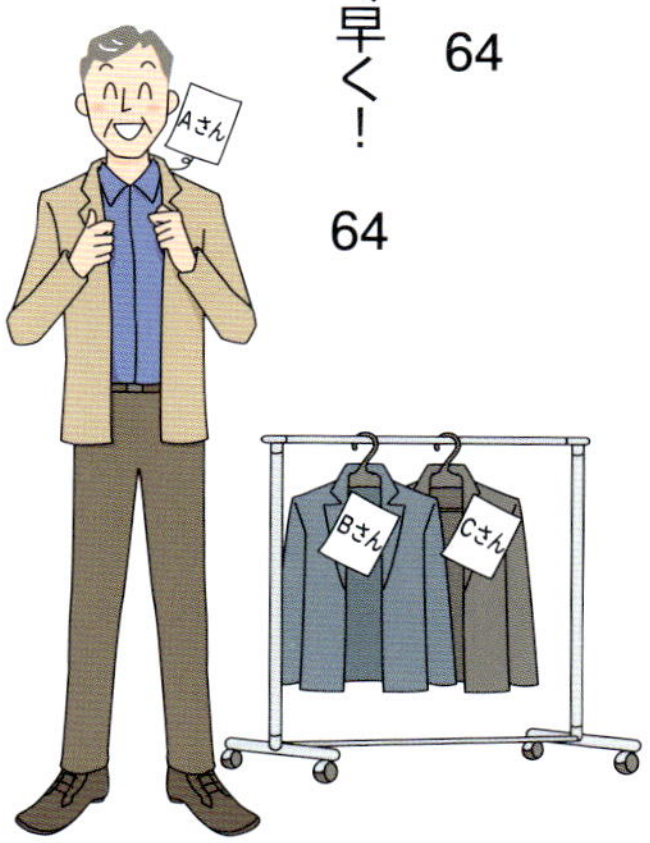
Aさん
Bさん
Cさん

第3章 The third chapter パーキンソン病治療の実際

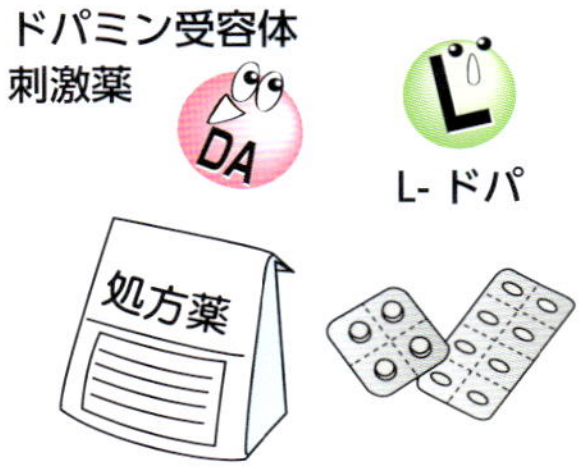

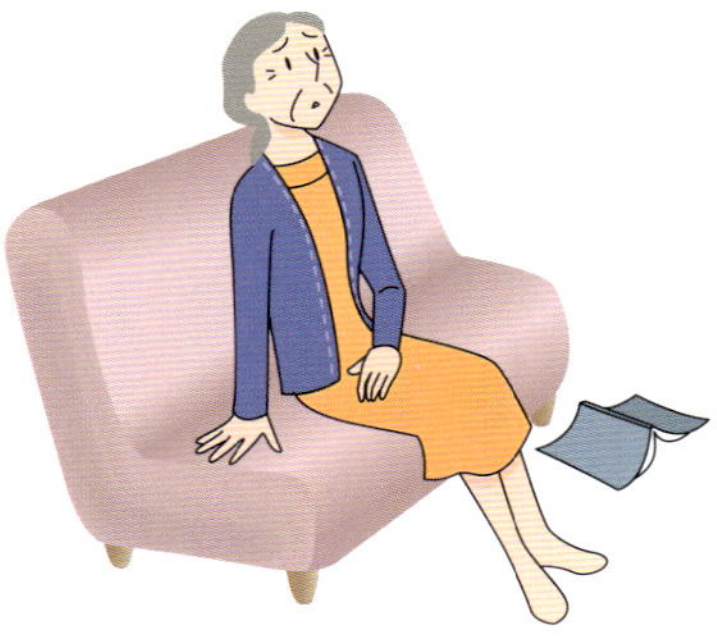

パーキンソン病の主な治療薬

抗パーキンソン病薬と副作用

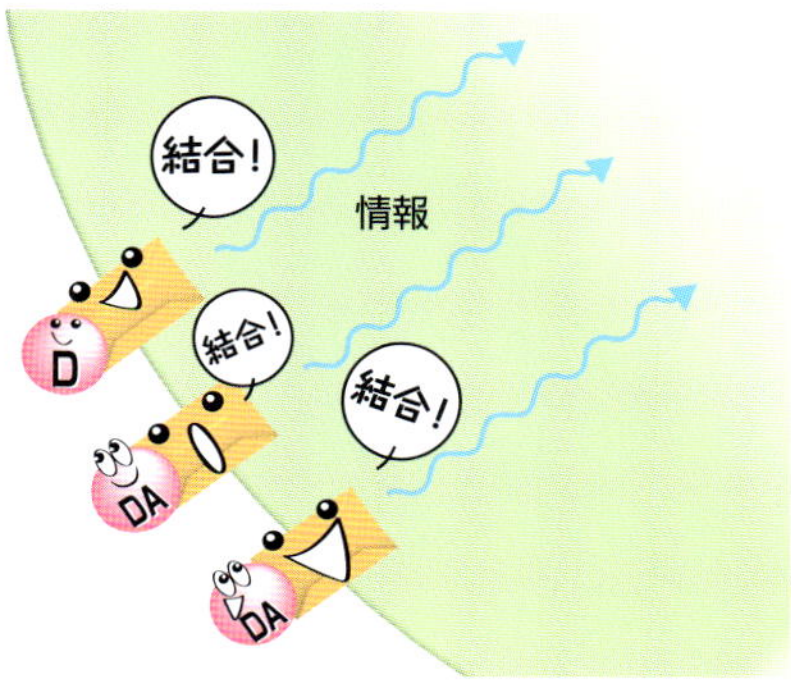

第4章 パーキンソン病と上手につきあう（リハビリとサポート情報）

The fourth chapter

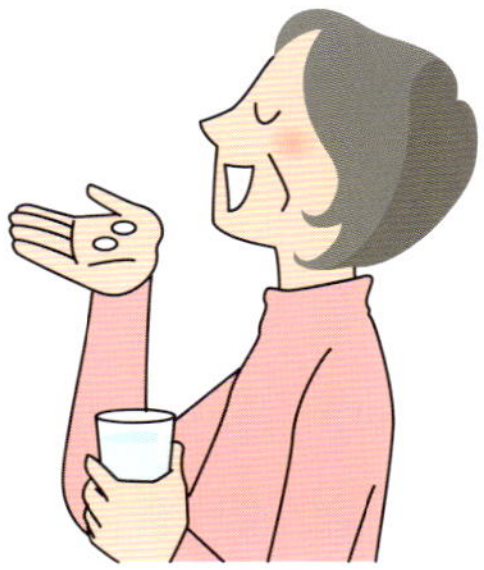

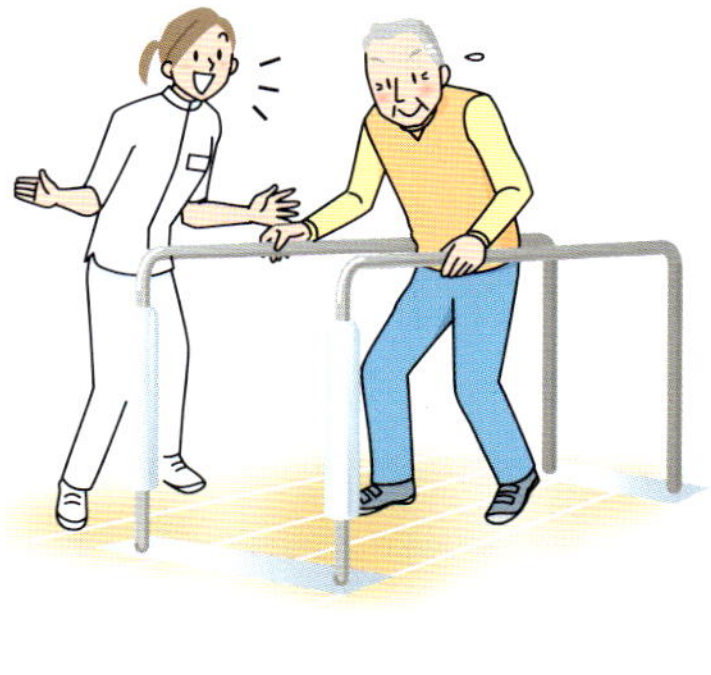

●本文中に＊がふってあります。読み進むうえでの参考にしてください。

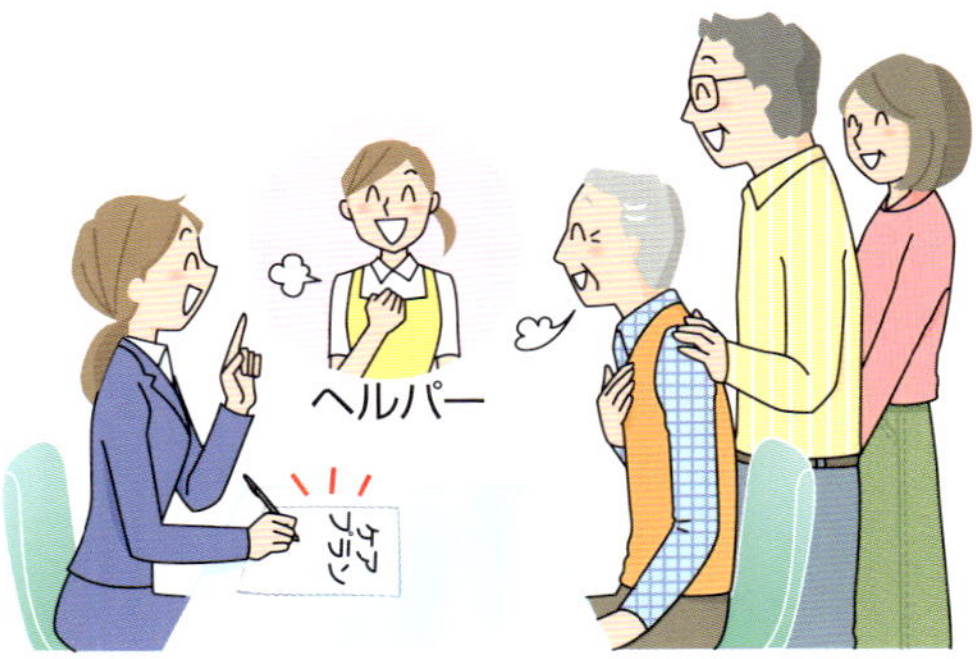

装丁　石原雅彦
カバー／本文イラスト　赤川ちかこ
本文デザイン・ＤＴＰ　㈱イオック
編集協力　栗原潤子（クリプロ）
栗山のぞみ

第1章

The first chapter

パーキンソン病とはどんな病気か

パーキンソン病は進行性の病気ですが、最近はよく効く薬が次々と開発されています。それらを正しく服用し、同時にからだを動かすリハビリテーションをしっかり行うと、症状の進行を遅らせられることがわかってきました。第1章では、この病気を正しく理解するための情報を整理してお伝えします。

パーキンソン病を正しく理解しよう

最近20年の間に治療が著しく進歩

パーキンソン病は、脳内で情報を伝える物質（神経伝達物質）である〝ドパミン〟が不足することから、運動の指令がからだにうまく伝わらず、スムーズに動けなくなる病気です。勝手にからだがふるえたり、動きがゆっくりになるなどの症状が、少しずつ時間をかけて進行します。

この病気は、19世紀にイギリスの医師ジェームズ・パーキンソンが著書のなかで初めて取り上げてから、後に「パーキンソン病」と呼ばれるようになりました。現在も原因が不明で、予防や根治が難しいことから、パーキンソン病と診断された患者さんやご家族のなかには、「寝たきりになってしまうのではないか……」と不安になる方もいます。しかし、それは昔のイメージです。

実はここ20年ほどの間にパーキンソン病の治療は飛躍的に進歩しました。治療薬の中心は、脳内に不足するドパミンに変化する〝L《エル》－ドパ〟（92頁）と、ドパミンの作用を補充する〝ドパミン受容体刺激薬〟（94頁）で、これらは、より効果が安定するよう、そして使いやすいように改良が重ねられています。これに加えて最近では、ドパミンの合成を促進したり、分解を抑えるといった働きのある新しい薬も次々と開発されています。こうした抗パーキンソン病薬を、早期から、それぞれの患者さんの状況に合わせて的確に使うと、症状の進行を遅らせることが可能であること、加えて、リハビリテーションも早く始めることで、からだの動きを長期にわたって維持できることがわかってきました。

L- ドパの登場から、治療はどんどん進んでいる

◆ パーキンソン病の歴史 ◆

1817年

イギリスのジェームズ・パーキンソン博士が〝振戦《しんせん》麻痺《まひ》〟という名前でこの病気を報告

1888年

フランスの神経科医師ジャン＝マルタン・シャルコーが〝パーキンソン病〟と命名

1910年代

パーキンソン病の症状は中脳の黒質《こくしつ》が変化することによって起こることがわかった

L- ドパ開発以前は、
パーキンソン病の発症から死亡までは７年程度

1960年代

パーキンソン病脳でドパミン欠乏の発見

L-ドパ（パーキンソン病治療の主要薬剤　92頁）が単剤として使われ始めた

1990年代以降

次々と新薬が開発され、治療が飛躍的に進歩

2000 年代に入り、
パーキンソン病患者の平均寿命は、
そうでない人とほぼ同じになった

ジェームズ・パーキンソン　｜　イギリスの開業医

62歳のときに「振戦麻痺に関する論文」を著したのが今日のパーキンソン病研究の始まり

患者数は14万人以上。70歳以上では100人に1人

日本のパーキンソン病の患者さんの数は年々増加し、2011年の厚生労働省による患者調査では推定で全国に14万1千人の患者さんがいるとされます。増えている理由は、いくつか考えられており、ひとつ目は、以前よりも病気の研究が進み診断がつきやすくなったこと、2つ目は、パーキンソン病が加齢とともに発症しやすい病気であるため、高齢化率（総人口に対する65歳以上の人口の割合）が高まるにつれて発症する人が相対的に増えていること、また、3つ目として、治療の効果が高まり患者さんの寿命が延びていることが挙げられます。

現在では70歳以上の人の100人に1人ぐらいの頻度でパーキンソン病の患者さんがいますが、もしも、寿命が延びて150歳まで生きるようになったとしたら、全員がパーキンソン病になるだろうと言われています。

2011年の患者調査を年齢別に見てみると（下のグラフ）、60歳代よりも上の年代に患者さんが多いことがわかります。とくに、65歳以上の患者数は全体の約86％を占めます。また、いずれの年代でも女性の方が多く、患者数全体に占める女性の割合は6割を超えます。特定疾患の対象となるヘーン・ヤール重症度（33頁）Ⅲ度以上の人を対象にしたある調査では、男女比が1対1・47で女性のほうが多いというデータもあります。なぜ女性の方が罹患率が高くなるのかという理由については、まだわかっていません。

患者数は少数ですが、稀に40歳以下で発症することもあり、この場合は若年性パーキンソン病と呼ばれます。

60歳以上の患者が多い

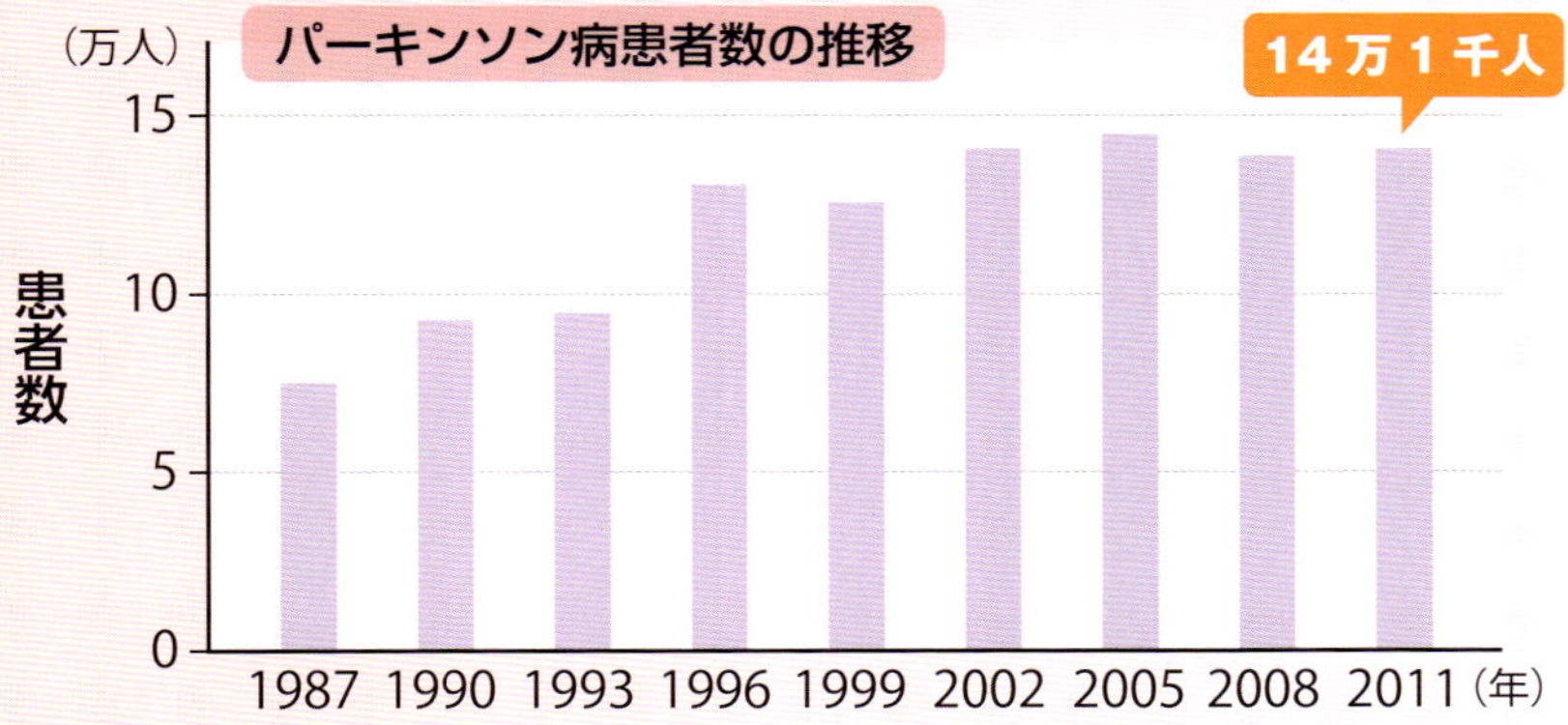

厚生労働省　2011年患者調査より

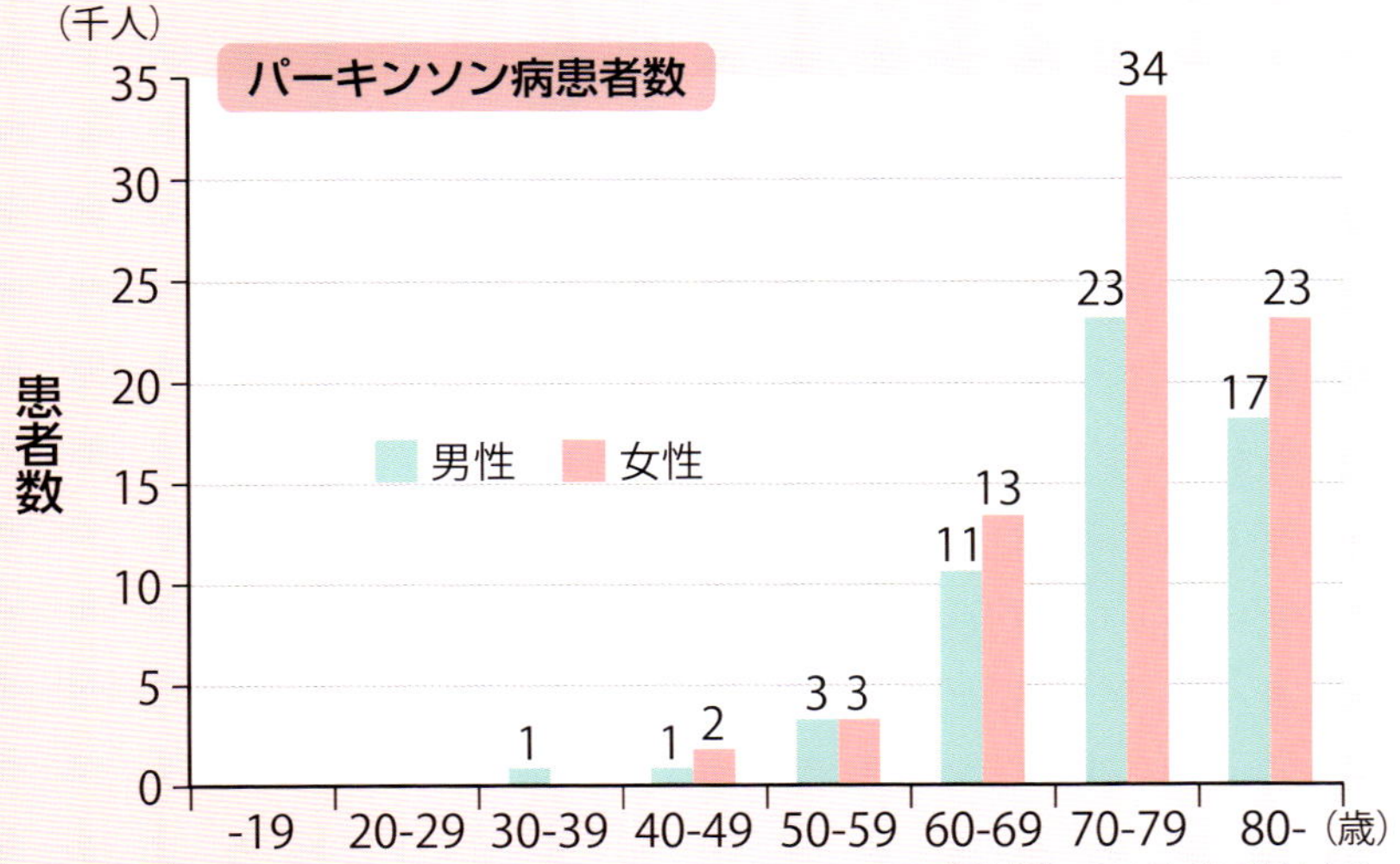

厚生労働省　2011年患者調査より

早期からの治療で進行を防ぐ

パーキンソン病という病気の一般的な理解は、何十年も前のイメージのまま定着しているようです。そのため、たとえば「パーキンソン病にかかったら、寝たきりになってしまう」とか、「寿命まで生きられない」、あるいは「一度薬を飲み始めたら、飲む薬がどんどん増えて副作用にも苦しむ」などと思い込んでいる方もいます。しかし治療法が進歩した今、そのようなことはありません。

以前は「発症すると10年後には寝たきりになる」ともいわれていました。しかし実際には、発症から10年後、15年後でも活発に活動している方も大勢います。なぜ、良い状態を維持することができるのでしょうか。

かつては「抗パーキンソン薬の服用は、症状がつらくなってから開始する」という考え方が主流でした。なぜなら抗パーキンソン薬は症状を抑えるための薬で、根本的に病気を治すことができるわけではなく、長期使用による副作用が心配されたからです。しかし近年の研究で、症状の軽いうちから抗パーキンソン薬を服用するほうが、良好な状態を長期間保つことができることがわかりました。多くの薬が開発され、それぞれをうまく使い分けられるようになってきました。早めに診断を受け、医師の処方どおりにきちんと薬を服用することが重要です。

また、パーキンソン病が進行すると徐々にからだを動かしにくくなりますので、この進行を遅らせるためには十分にからだが動くときから、「体力を保つ」「バランスや筋力を保つ」「柔軟性を維持する」などの目的で、積極的にリハビリテーションに取り組むことも大切です。

パーキンソン病の進行は、防止できる

かつてのパーキンソン病の一般的な理解

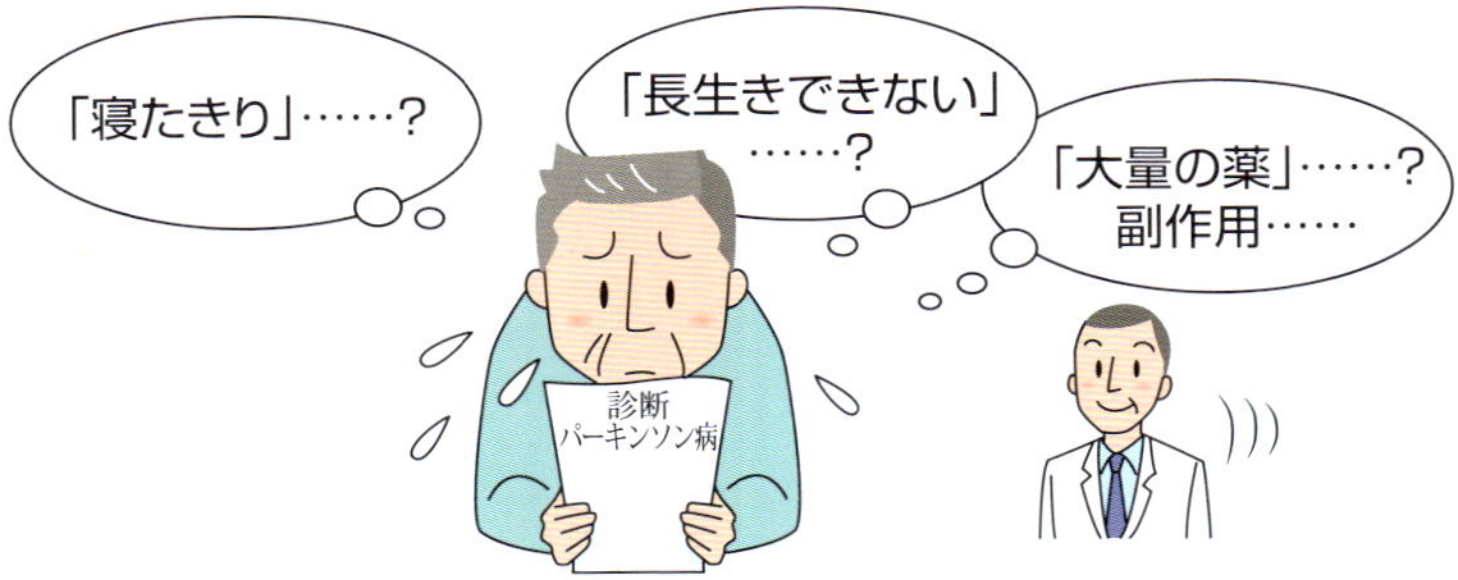
「寝たきり」……?
「長生きできない」……?
「大量の薬」……?
副作用……
診断
パーキンソン病

しかし
今では

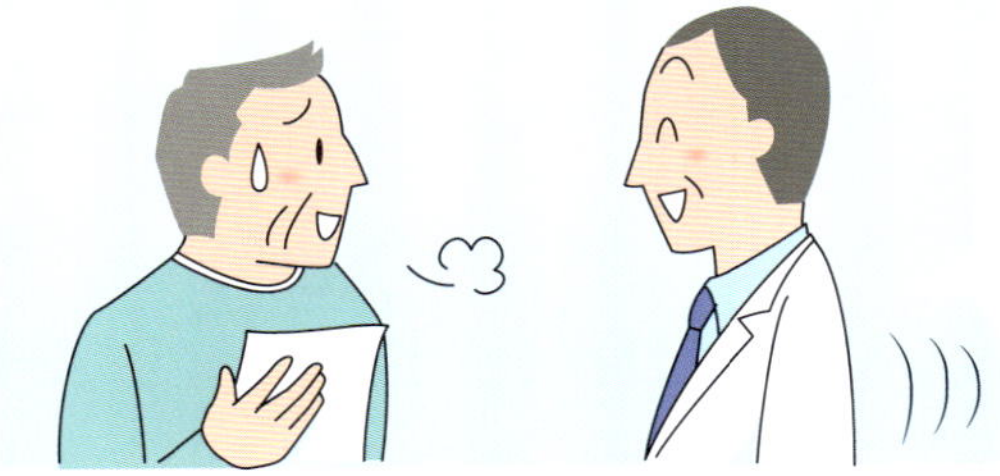
早めに治療をすれば良好な状態を長期間保つことができるんですよ

進行を防ぐ治療のスタート

薬をきちんと飲む

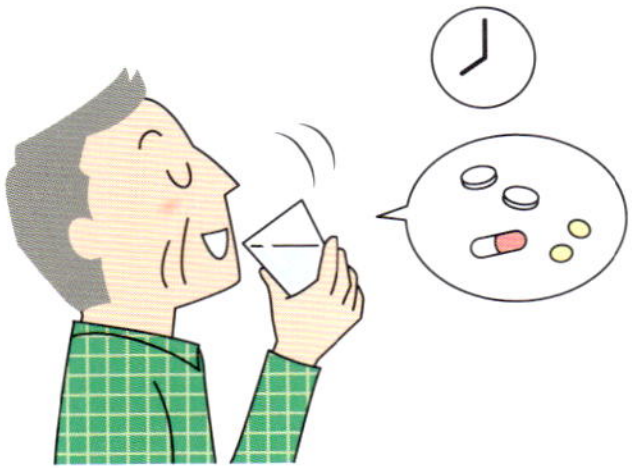

医師の処方どおりに
「きちんと服用」する

からだを動かす

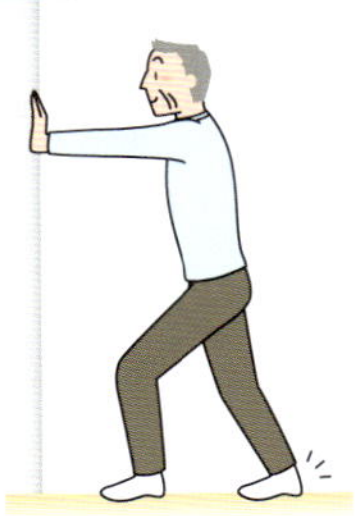

動かしにくくなったからだを
「積極的なリハビリ」で維持する

パーキンソン病の特徴

主な運動症状❶ ふるえ——安静時振戦《あんせいじしんせん》

パーキンソン病の治療を早期から始めるためには、病気の徴候を見逃さないことが重要です。本人や家族が気づきやすいものとしては、ふるえや、動作がゆっくりになるなど運動にかかわる症状があります。発症を見逃さないためにも、特徴的な4つの運動症状を知っておきましょう。

パーキンソン病患者さんの半分以上が、最初に気づいた徴候として挙げているのが「ふるえ」です。正確には、「安静時振戦」といい、文字どおりじっとしているときに手、足、あごなどがふるえることです。とくに指に見られる振戦（ふるえ）は、専門家が見ればひと目で判断できるほど特徴的です。それは親指と人差し指で「丸薬を丸める」ような動きで、英語では「ピル・ローリング」と呼ばれてきました（左頁）。その動きは1秒間に4～6回ほどの速さです。パーキンソン病以外の振戦に比べると、ゆっくりです。

こうしたふるえは、力を抜いてじっとしているとき（安静時）に見られ、何らかの動作をすると軽快するのが特徴です。たとえば、リラックスしてテレビを見ているときなどに起こるので、本人よりもまわりの人が先に気づくことも少なくありません。また、緊張するとふるえがひどくなる場合もあります。日常生活では、文字を書く際や細かい作業をするときに、不自由を感じる場合があります。

リラックスしているときにふるえが出る

安静時に起こる振戦（ふるえ）のなかでも、とくに特徴的なものが、指のふるえ──ピル・ローリング

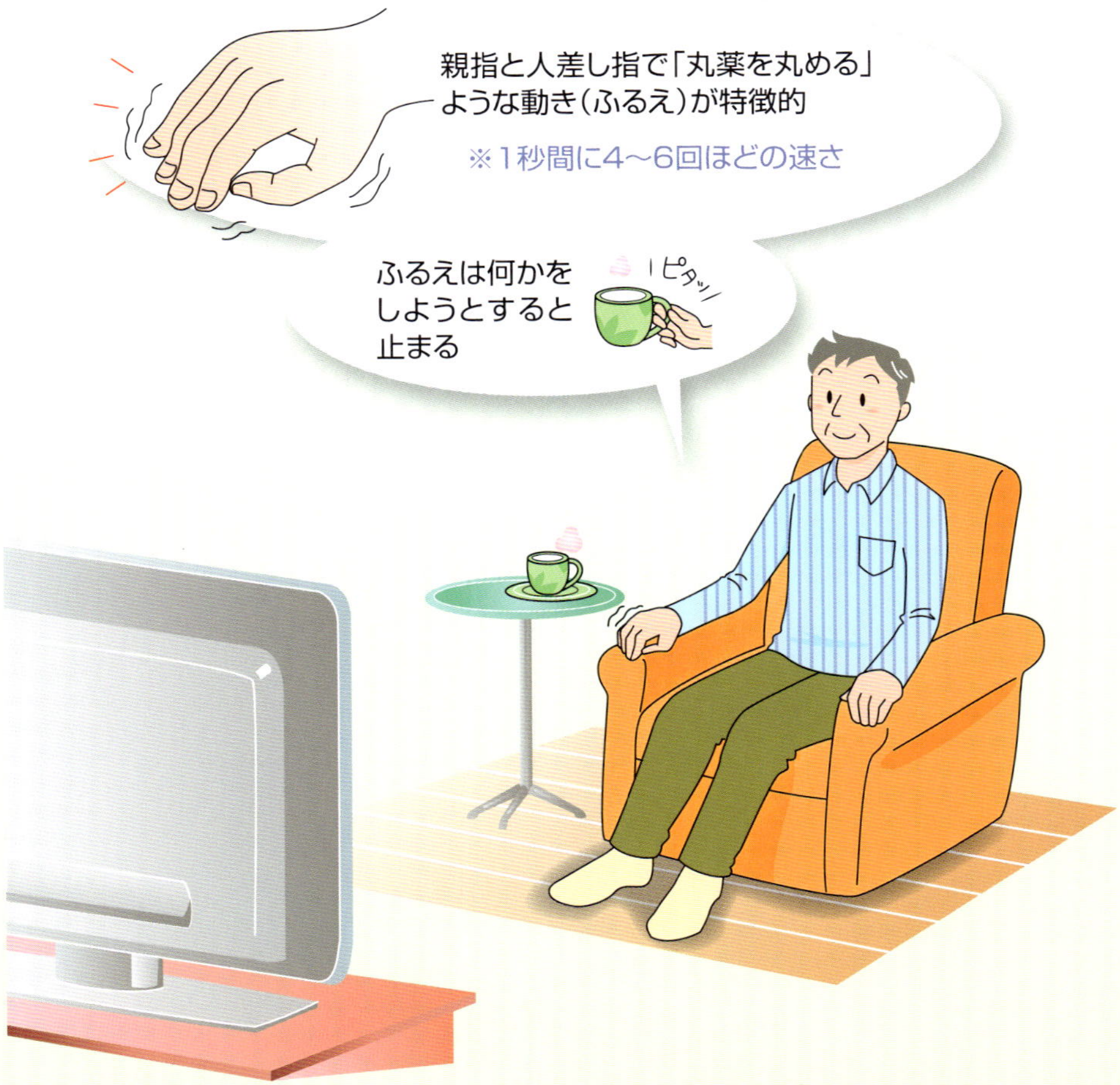
親指と人差し指で「丸薬を丸める」ような動き（ふるえ）が特徴的
※1秒間に4〜6回ほどの速さ
ふるえは何かをしようとすると止まる
ピタッ

パーキンソン病のふるえは、からだの片側から始まることが多い

主な運動症状② 動作が遅くなる、少なくなる——動作緩慢《どうさかんまん》・無動《むどう》

前述したように、パーキンソン病では脳からの指令がうまく届かず、からだを意図したようにコントロールすることが難しくなります。その結果、動き出そうとしても時間がかかり、動きがゆっくりになります。また、細かい動作や俊敏な行動はしにくくなります。

さらに、意図した行動だけでなく、無意識に行っていた動作、たとえば「話すときに顔の表情や手を動かす」、「まばたき」や「唾液を飲み込む」などの動作も徐々に回数が減ってきます。

ただし、何度も述べているように、全般的に病気の進みはゆっくりですし、治療を受けるとほとんど症状がわからなくなる方も少なくありません。

動作緩慢の例

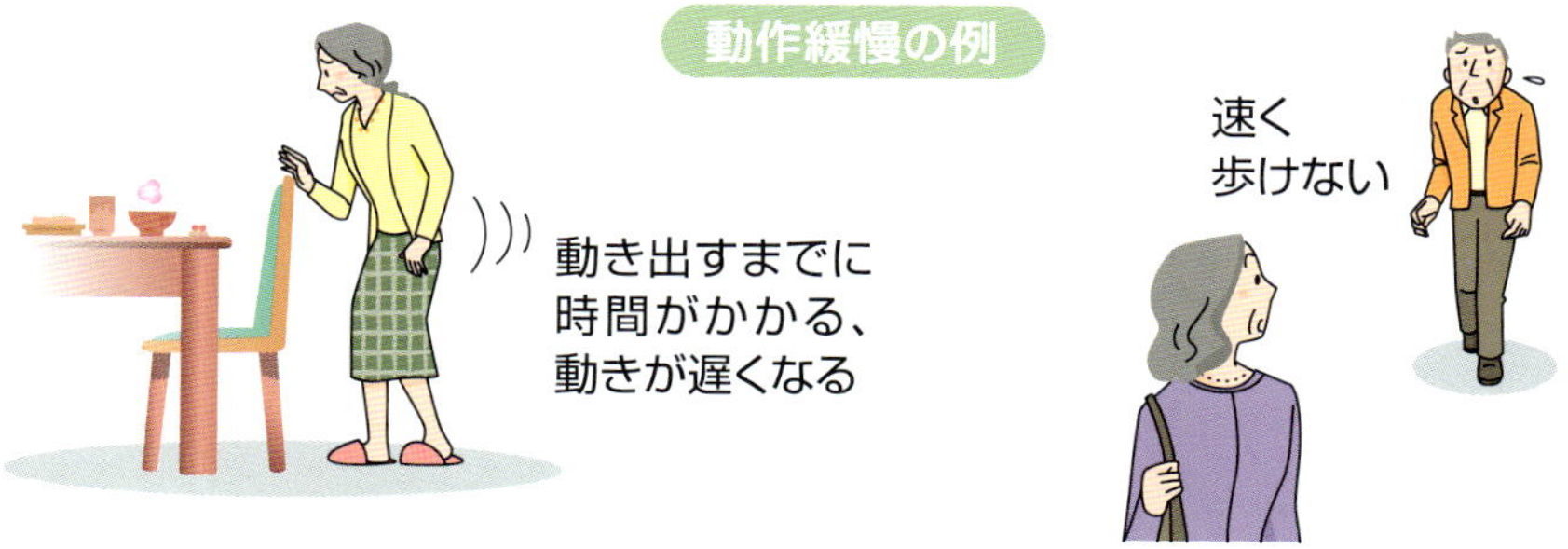

無動に至る予兆の例

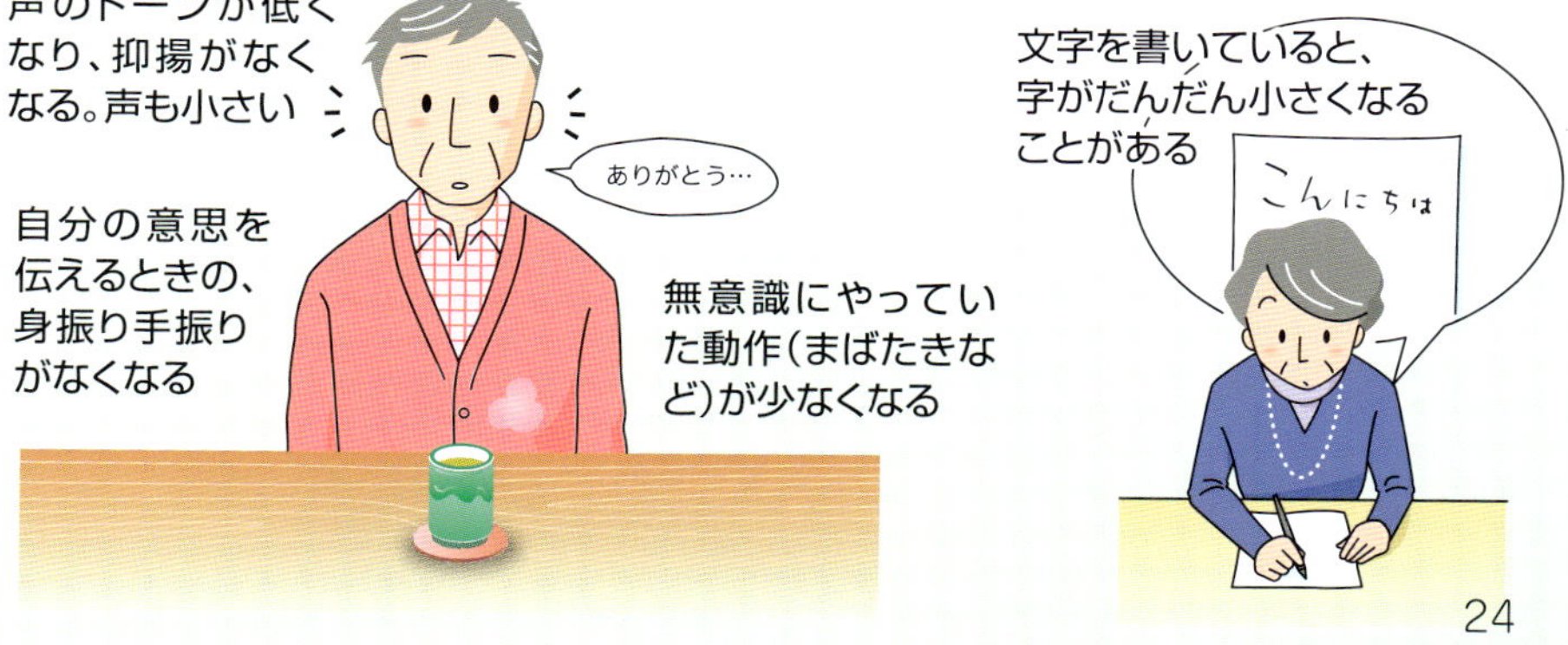
声のトーンが低くなり、抑揚がなくなる。声も小さい
ありがとう…
自分の意思を伝えるときの、身振り手振りがなくなる
無意識にやっていた動作（まばたきなど）が少なくなる
文字を書いていると、字がだんだん小さくなることがある
こんにちは

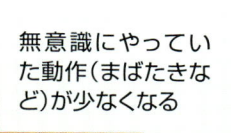

主な運動症状③ 筋肉のこわばり——筋強剛《きんきょうごう》

筋強剛は、筋固縮《きんこしゅく》ともいい、患者さんが自覚することは難しいのですが、診察の際に、医師が患者さんの手首や肘関節を持って動かすと、スムーズに動かず、カクカクとした抵抗を感じます。これが筋強剛で、脳からの指令がうまく届かず、筋肉が緊張し続けるために起こります。

一見、力が入らないようにも見えますが、握力や手足の筋力を測定してみると、ほぼ正常です。つまり、「筋力はほぼ正常であるにもかかわらず、脱力（リラックス）することができない」という状態です。手首や肘のほかには、足首、膝、頸部（首）の関節に現れることがあります。

パーキンソン病による筋強剛《きんきょうごう》とは、脳からの指令が筋肉や関節にうまく届かないために、からだの動きがスムーズでなくなる症状

身体的な特徴は

患者さんの手を持ってゆっくりと前後に動かすと、歯車のようなカクカクとした抵抗感がある（歯車現象）

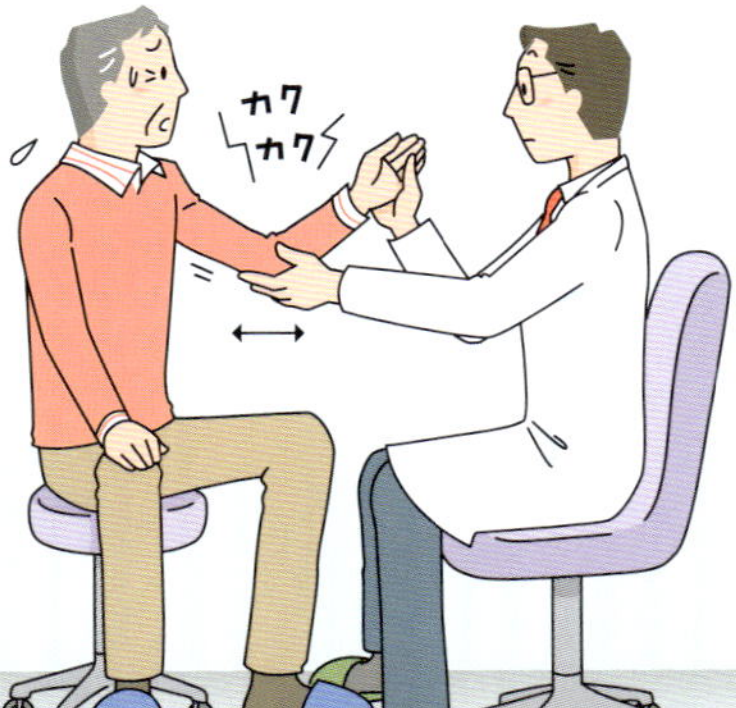

主な運動症状④ バランスの変化に対応しにくくなる――姿《し》勢《せい》反《はん》射《しゃ》障害《しょうがい》

脳からの指令がからだにうまく伝わらなくなると、筋肉が思うようにコントロールできないだけでなく、これまでとくに意識せずにできていたこと、なかでもからだのバランスを保つことが難しくなります。

これが姿勢反射障害、すなわち「バランスの変化に対応しにくくなる」という症状です。

姿勢反射障害があると、バランスが崩れやすくなり転倒してしまうこともあります。診察の際、医師が患者さんの上半身を押すと姿勢を立て直すことができません。

姿勢反射障害のある患者さんの立ち姿勢には特徴があり、膝が曲がり、少し前かがみで、腕は肘のところで曲がっています。

次項で述べる歩行障害は、この姿勢反射障害があるとより顕著になります。急に止まったり、素早く方向転換することができません。バランスを保ったり、コントロールすることが難しいため歩き出してもすぐに転んでしまったりします。歩いているうちに前のめりで小走りする、あるいは突進するようになる「突進現象」も見られるようになります。

姿勢反射障害は、病気の経過とともに出現し、悪化すると歩くことやリハビリを行うこと自体がむずかしくなる方もいます。予防するためには、やはり早期からのリハビリで筋力をつけてくことが大切です。また、家の中に手すりをつけたり、歩行器を使うなど転倒を予防するための工夫をしましょう。

からだのバランスが保てなくなる

姿勢反射障害とは「バランスの変化に対応しにくくなる」症状

パーキンソン病患者さんに特徴的な姿勢

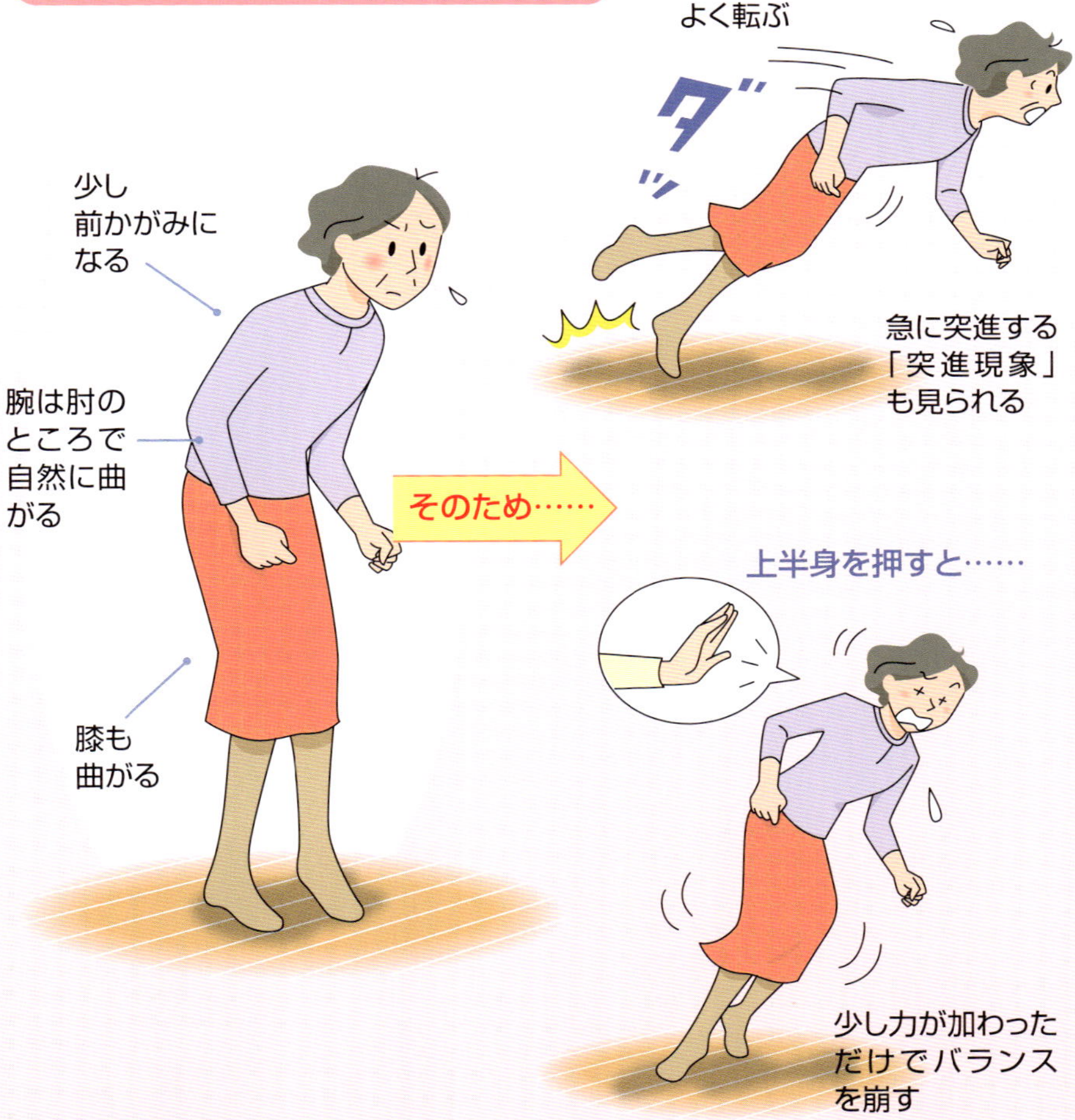

病気の経過とともに出現する

歩行障害──歩き方に特徴が現れる

前に述べた4つの運動症状は、いずれも、脳内で情報を伝える物質＝ドパミンが不足することで、運動の指令がうまく筋肉に伝わらないために起こります。とくに、姿勢反射障害や無動などが出てくると歩行が不安定になり、発症から年数が経つと特徴的な歩き方になることがあります。

具体的には──

❶歩幅が狭く小刻み、すり足になる
❷前かがみの姿勢で手をほとんど振らない
❸最初の1歩目がなかなか踏み出せない
❹歩いているうちに前傾が強くなり、小走りに突進してしまう

などが見られます。これらも、パーキンソン病の特徴といえるでしょう。

しかしながら、この歩行障害も、服薬を続け日頃からリハビリテーションを行うことで予防、あるいは改善することができます。「こわばりが強いから」「転ぶのが怖いから」などと動かないでいると、筋肉が使われず、ますます症状が悪く見えてしまいます。

たとえば、からだを反らせる運動で前傾姿勢を改善したり、いつも傾く姿勢になるのであれば逆方向にストレッチをしたり、また、ウォーキングの際に大きく手を振り、できるだけ大股で歩くことなどが有効です。転倒しないように気をつけながら、自分に合ったリハビリを続けましょう。

歩き方もパーキンソン病の特徴の１つ

病気が進行すると「歩き方」に特徴が出る

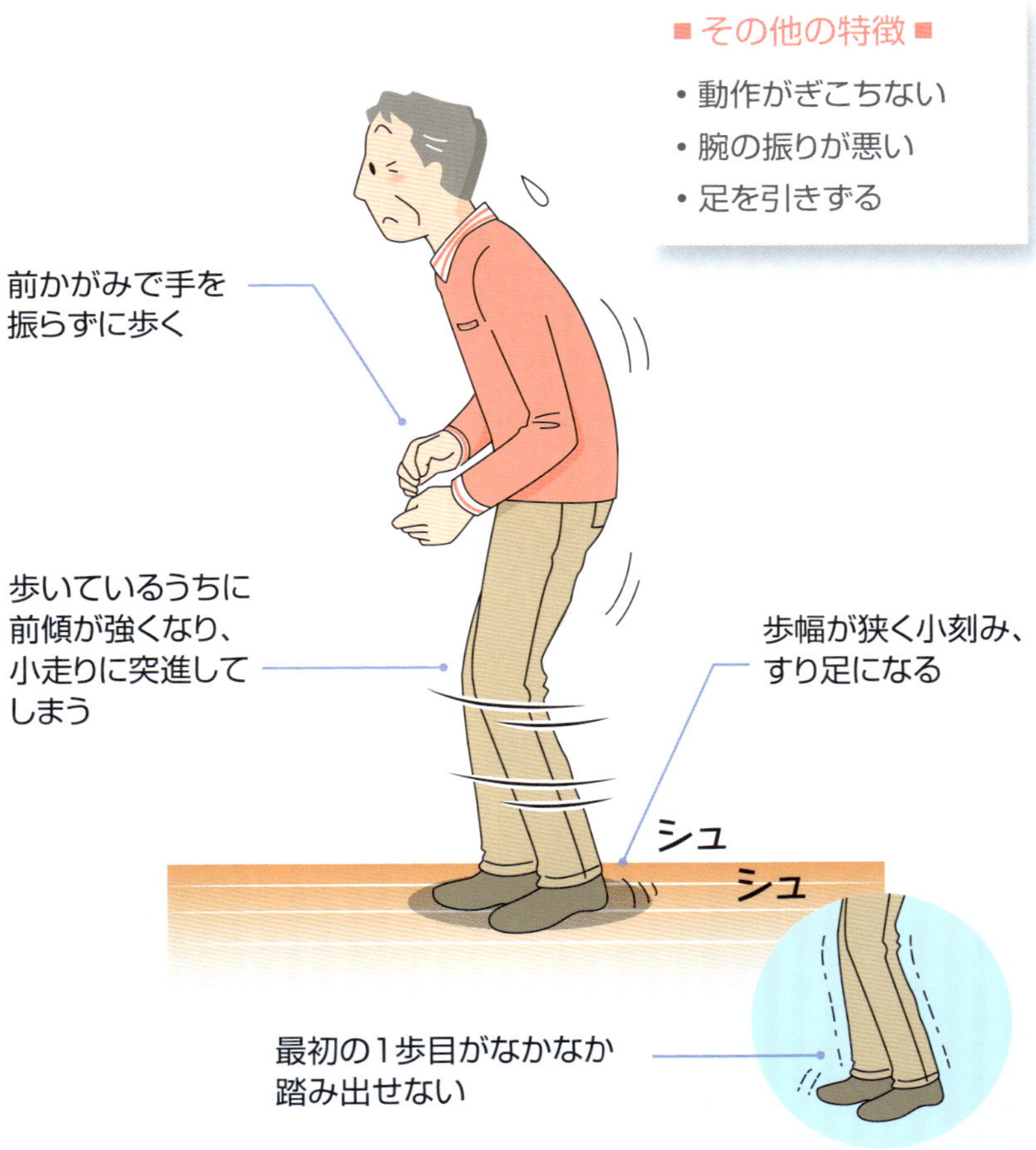

■その他の特徴■
・動作がぎこちない
・腕の振りが悪い
・足を引きずる

「動きにくいから」と動かないでいると、筋肉が使われず、さらに症状が進む。運動療法によるリハビリテーションを日常的に行うことが大切

運動症状以外の症状

運動症状のほかにも、パーキンソン病に伴って次のような症状が出ることがありますが、次に述べるようにさまざまな症状があります。いずれもパーキンソン病でなくてもおこり得る症状で、これらの症状がすべてパーキンソン病が原因とは限りません。

❶自律神経症状……便秘、立ち上がるときに急激に血圧が低下し、立ちくらみや失神を起こす起立性低血圧*、夜間の頻尿やおしっこががまんできないなどの排尿障害、汗をかきにくくなったり逆に汗をかきすぎる発汗障害、性欲の低下などの性機能障害が出ることがあります。とくに頻度が高いのは便秘で、パーキンソン病患者さんの約80％に見られます。

❷感覚障害……匂いがわかりづらくなる嗅覚障害は、比較的早期から現れることが知られています。また、薬が十分に効いていない時間帯に筋肉痛や手足のしびれ感が出ることがあります。

❸精神症状……不眠や食欲低下、意欲や興味、関心を失ったり、不安感が強くなったり、薬の影響でいないはずの虫や人物が見える幻視や、音が聞こえるといった幻聴、衝動が制御できなくなり、ギャンブルや買い物、過食行動に走るなどの異常行動も報告されます。

❹睡眠・覚醒障害……眠りが浅く、夜間に何度も目ざめてしまうことがあります。このため、あるいは薬の影響で日中に眠気に襲われることがあります。また眠っている間に大声を出したり暴れたりする〝レム睡眠行動異常〟*、睡眠時や安静時に足がムズムズして不快になる〝むずむず脚症候群〟*の症状が出ることもあります。

「パーキンソン病」に付随する可能性のある症状

便秘

- 胃腸の動きが低下し、便秘になりやすい
- パーキンソン病患者の80%程度が悩んでいる

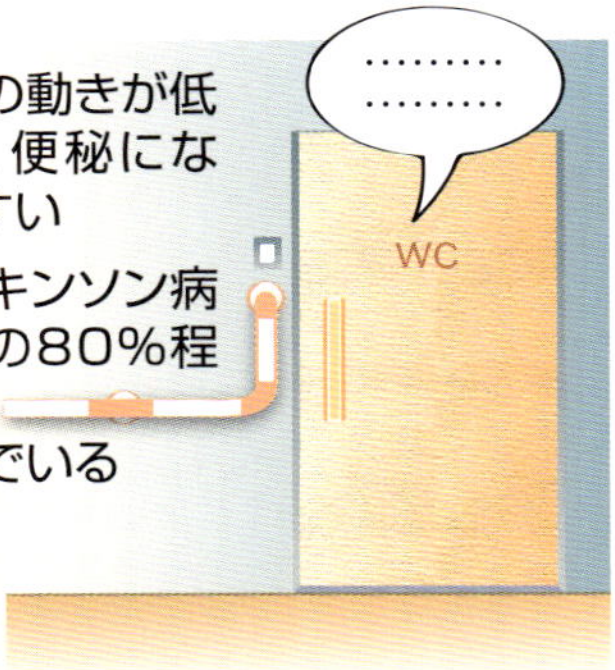

排尿障害《はいにょうしょうがい》

- トイレが近い
- 夜中に何度もトイレに行きたくなる

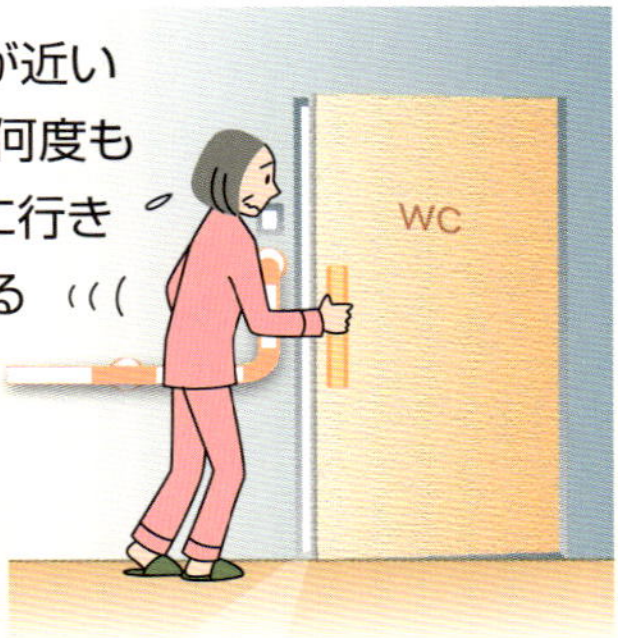

睡眠障害《すいみんしょうがい》

- 夜中に起きてしまう
- 昼間にとても眠くなる
- 横になると足がムズムズする

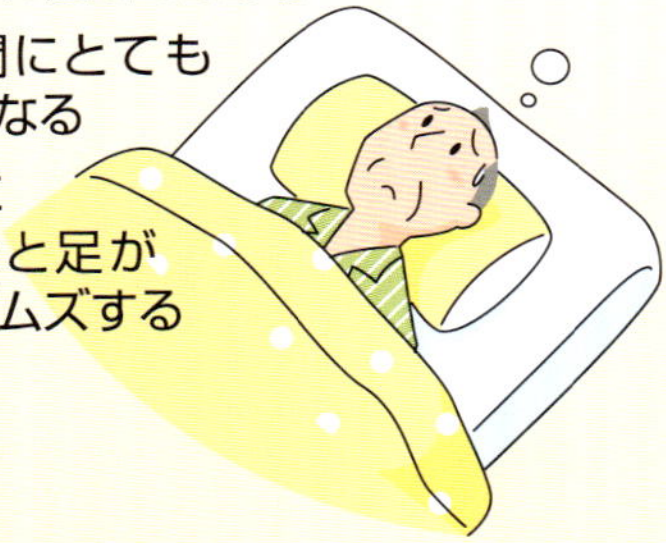

抑うつ

- なんとなくやる気がしない
- 不安感が強くなる
- 関心や意欲の低下

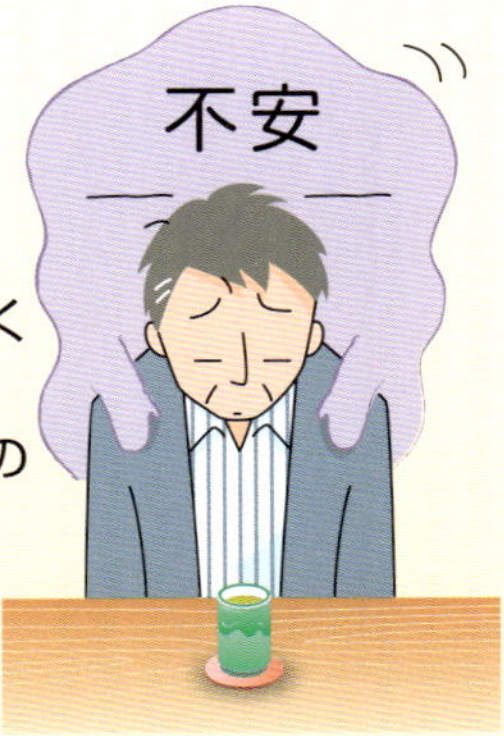

起立性低血圧

- 立ち上がったときに「立ちくらみ」がする
- ひどい場合は一瞬意識を失い、倒れてしまう

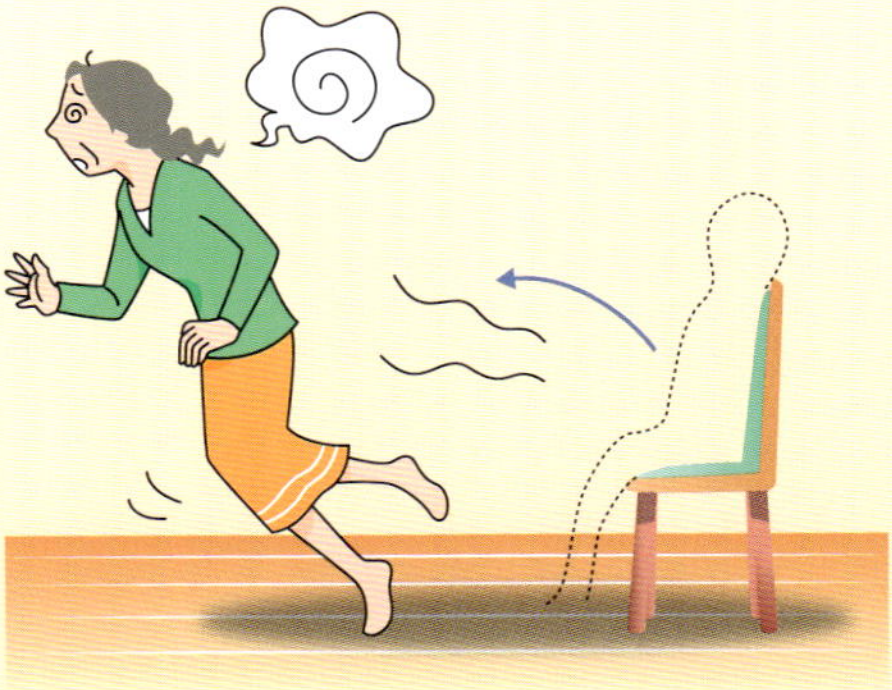

■血圧を一定に保とうとする自律神経の働きが障害されるために起こる

パーキンソン病の進行度の判定

前頁までのパーキンソン病のさまざまな症状を知って、不安を感じている方も多いかもしれません。確かにパーキンソン病は進行性の病気ですが、その進み方のスピードはゆるやかです。また、すべての患者さんが先に述べたような症状を体験するとは限りません。たとえば、パーキンソン病の診断を受けたときの最初の症状として現れるものも、安静時振戦（全体の約50％）、歩行障害（約25％）、動作緩慢（約15％）と異なります。

通常パーキンソン病の進行度の判定には、運動障害の程度を5段階で示す「ヘーンとヤールによる重症度分類（通称ヤール重症度）」と、日常の生活機能障害を3段階に分類する厚生労働省の研究班による「生活機能障害度」が使われます。

ヤール重症度は、症状がからだの片側のみの場合はⅠ度、両側に見られるとⅡ度、介助なしで生活できるレベルのⅢ度、何らかの介助が必要となるⅣ度、車椅子あるいはほとんど寝たきりになるⅤ度に分類されています。

適切な治療（きちんと薬を服用する、適応すれば手術を受けるなど）と積極的なリハビリを続けていれば症状の進行を遅らせることが可能で、患者さんの半数以上は、発症から10年以上経っても、薬がよく効いている時間帯には、自力で生活できるレベルまでにとどまっているという報告もあります。難病の認定により公費から医療費の助成が受けられる特定疾患（１４８頁）の対象となるのは、パーキンソン病の場合、ヤール重症度Ⅲ度以上、かつ生活機能障害度Ⅱ度以上です。

パーキンソン病の進行度判定表

ヘーンとヤールによる重症度分類（通称：ヤール重症度）	
Ⅰ度	症状は一側性（片側）で、機能的障害はないか、あっても軽微
Ⅱ度	両側性の障害があるが、姿勢反射の障害はない。日常生活、職業には多少の障害はあるが行うことは可能
Ⅲ度	姿勢反射障害および歩行障害が見られる。活動はある程度制限されるが、職業によっては仕事が可能。機能的障害は軽度ないし中程度だが、介助は要しない
Ⅳ度	重篤な機能障害が見られ、自力のみによる生活は困難となるが、まだ支えられずに立つこと、歩くことはどうにか可能である。労働は困難である
Ⅴ度	立つことも不可能で、介助なしではベッドまたは車椅子につきっきりの生活を強いられる

生活機能障害度	
Ⅰ度	日常生活、通院にほとんど介助を要さない
Ⅱ度	日常生活、通院に介助を要する
Ⅲ度	日常生活に全面的な介助を要し、歩行、起立が不能

（注）厚生労働省の難病対策で特定疾患として公費助成の対象となるのはヤール重症度Ⅲ度以上、かつ生活機能障害度Ⅱ度以上である

パーキンソン病が起こるしくみ

中脳の黒質でつくられる、〝ドパミン〟が不足する

意識的な運動と意識せずとも起こるからだの反応、たとえば、〝大腸の動きや体温調整に伴う発汗、睡眠のサイクルなど自律神経*の働き〟はいずれも、脳からの指令によって生じます。こうした動きを起こすための情報は、神経細胞から神経細胞へ神経伝達物質*という物質を介して伝達されます。

パーキンソン病は神経伝達物質のひとつである、〝ドパミン〟が不足することにより、情報伝達がうまくいかなくなり、さまざまな障害が生じる病気です。

このドパミンは、脳の「中脳」でつくられます。脳は、「大脳」「脳幹」「小脳」に分けられますが、この脳幹の一部である中脳の中に、メラニン*色素を含んだ細胞が集まり黒く見える「黒質」という組織があります。ドパミンはこの黒質の中で生み出されます。

ドパミンは、神経線維を伝わって中脳から大脳の下部にある「線条体*」に運ばれ、そこで放出されます。線条体は神経細胞の集まった組織で、脳のさまざまな部分と連絡をとり、そのときに応じた身体運動が行われるようプログラムを組んでいます。

パーキンソン病患者さんの中脳を見てみると、本来は黒く見えるはずの黒質の細胞が脱落して、色が薄くなっています。これはドパミンを生み出す神経細胞が変性し、減少していることを示します。このため、ドパミンの産生量が少なくなり、結果として運動の調節などがうまくできなくなるのです。

からだの動きを調節する神経伝達物質ードパミン

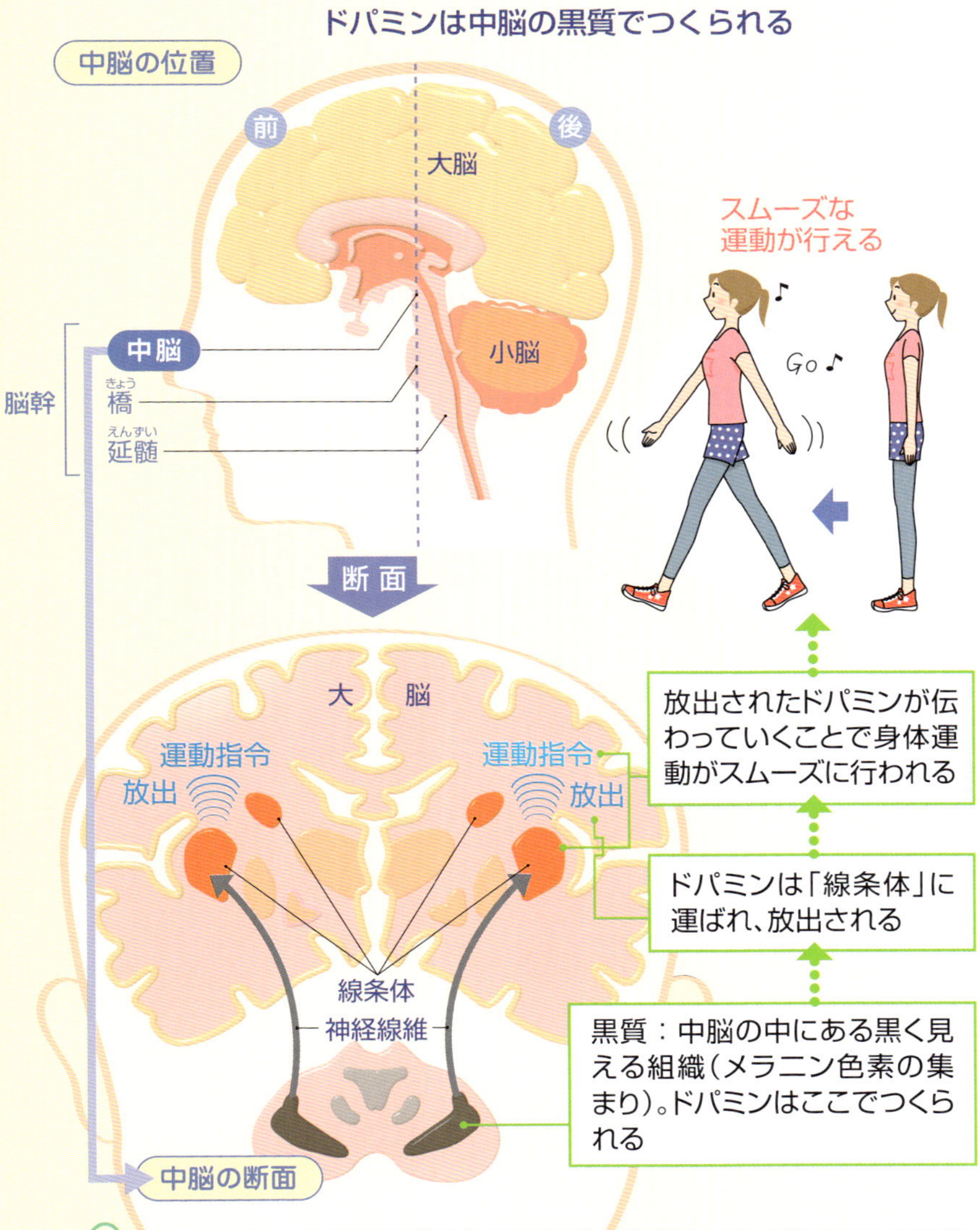

パーキンソン病は、黒質の神経細胞が何らかの原因により減少してドパミンが不足するため、運動の調節がうまくいかなくなる病気

神経細胞間におけるドパミンの役割

神経伝達物質ドパミンは、神経細胞間においてどのように情報を受け渡ししているのでしょうか。

神経とは神経細胞の集合からなり、それぞれの神経細胞には触手のように長く伸びた軸索《じくさく》があり、軸索と軸索の間隙《かんげき》を接続部（シナプス）といいます。神経細胞がシナプスを通じて別の神経細胞に神経伝達物質を受け渡すことで情報伝達が行われます。

具体的には左図❶～❹の流れになります。シナプスの先端にはドパミンを蓄えるシナプス小胞《しょうほう》という袋状のものがあります。情報が電気的な信号に変換されて神経に伝わると、その刺激によって袋が弾け、中のドパミンが神経と神経の間（シナプス間隙）に放出されます。放出されたドパミンは、受け取る側のドパミンレセプター*を通して線条体の細胞に取り込まれ、その電気信号をさらに次の神経細胞に伝えていきます。シナプス間隙に放出されたドパミンの一部は、放出した側のドパミントランスポーター*を通ってシナプス小胞に再び蓄えられます。

ドパミンは、前述のように中脳の黒質でつくられ、神経細胞の一部である軸索を伝って線条体（34頁）に届きます。

パーキンソン病患者さんは、黒質（34頁）のドパミン作動性神経細胞が減少し、ドパミンを必要量つくることができなくなるため、シナプス間隙に放出されるドパミンが少なくなります。このため、情報がしっかり伝わらず、運動が障害されるのです。

黒質の神経細胞が情報を伝える仕組み

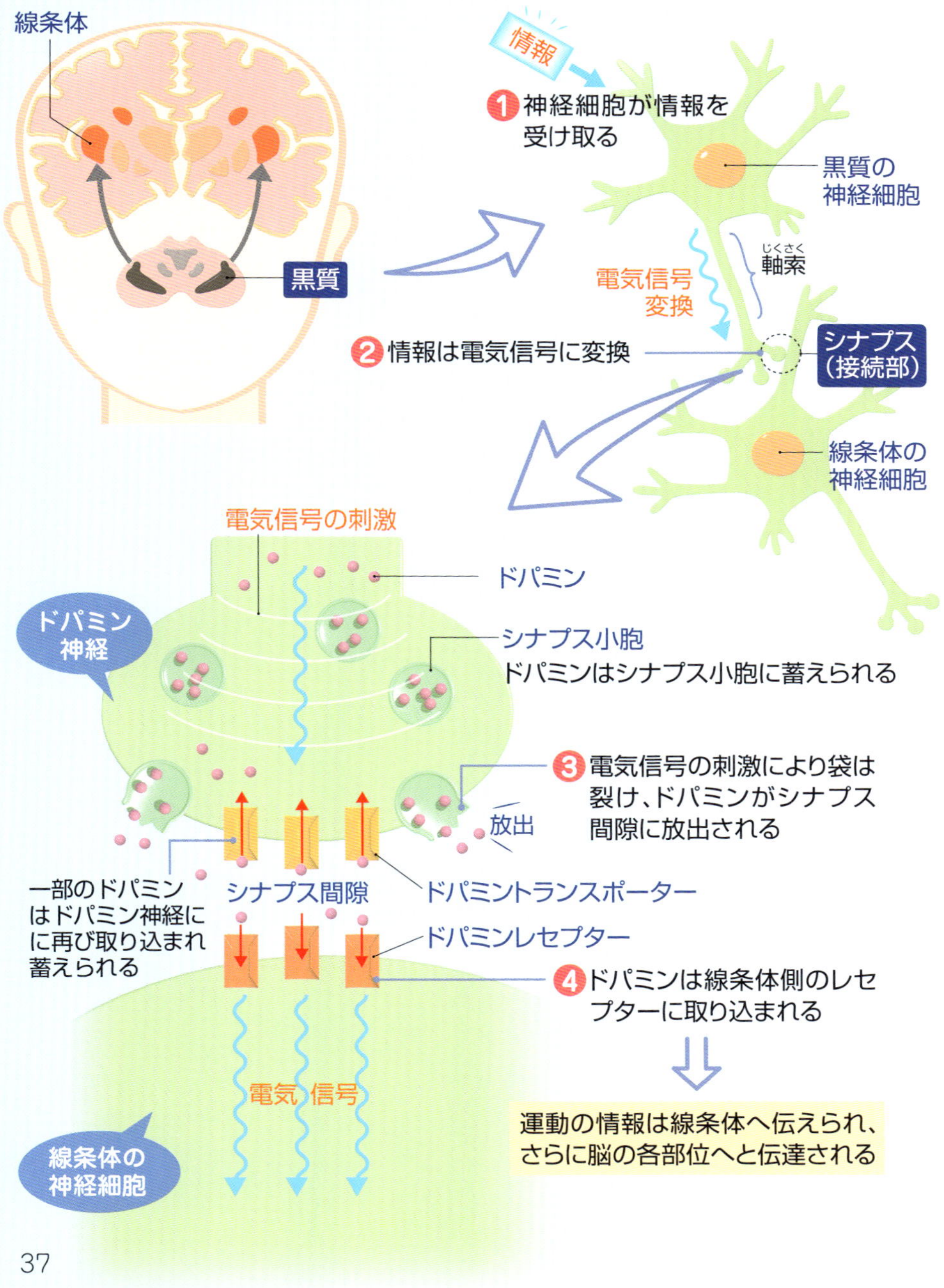
線条体
黒質
情報
1 神経細胞が情報を受け取る
黒質の神経細胞
電気信号変換
軸索《じくさく》
2 情報は電気信号に変換
シナプス（接続部）
線条体の神経細胞
電気信号の刺激
ドパミン
ドパミン神経
シナプス小胞
ドパミンはシナプス小胞に蓄えられる
3 電気信号の刺激により袋は裂け、ドパミンがシナプス間隙に放出される
放出
一部のドパミンはドパミン神経にに再び取り込まれ蓄えられる
シナプス間隙
ドパミントランスポーター
ドパミンレセプター
4 ドパミンは線条体側のレセプターに取り込まれる
電気 信号
線条体の神経細胞
運動の情報は線条体へ伝えられ、さらに脳の各部位へと伝達される

パーキンソン病はレヴィ小体関連疾患のひとつ

パーキンソン病の中脳の黒質を顕微鏡で見ると、変性したドパミン神経細胞や神経線維の中に、レヴィ小体というたんぱく質の塊が多く見られます。これは神経細胞に発生する異常な蓄積物で、１９０８年にフレデリック・レヴィによって発見されました。そのとき、これがパーキンソン病であることを証明する物質ではないかともいわれましたが、研究が進むと、これがパーキンソン病だけに特有な物質ではないことがわかってきました。

１９７６年に日本の小阪憲司博士がある病気で大脳皮質にもレヴィ小体が見られることを発見しました。その病気とは、現在は「レヴィ小体型認知症」と呼ばれるもので（当時は、「びまん性レヴィ小体病」）、認知機能障害に加え、ふるえや姿勢反射障害などのパーキンソン症状を呈することがあることが知られています。

パーキンソン病とレヴィ小体型認知症は、互いに関連性の深い「レヴィ小体病」と位置づけられています。パーキンソン病は必ずしも認知機能障害を発症するわけではないものの、いずれも脳にレヴィ小体が出現すること、ドパミン神経細胞が変性することなどの共通点があるためです。とくに認知機能低下を伴った場合のパーキンソン病では、レヴィ小体は大脳皮質にも認められます。

さらには、レヴィ小体の主成分であるα－シヌクレイン*が蓄積されることにより、神経細胞が障害されることまでわかってきています。このため、レヴィ小体は、パーキンソン病の発病のメカニズムを解明する鍵になると考えられています。

パーキンソン病の発症にかかわる？　レヴィ小体

レヴィ小体は、パーキンソン病発病メカニズム解明の鍵として注目されている

中脳の黒質を顕微鏡で見ると……

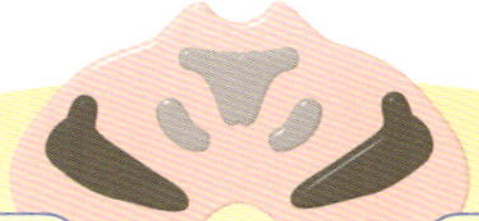

正常な中脳

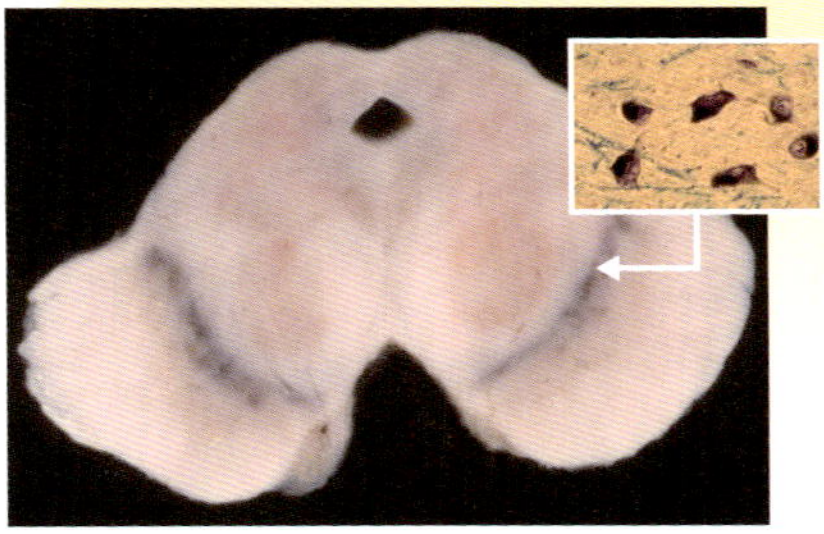

矢印のところに、メラニン色素を含むドパミン神経細胞が集まり、黒く見える部分「黒質」がはっきりと確認できる

パーキンソン病の中脳

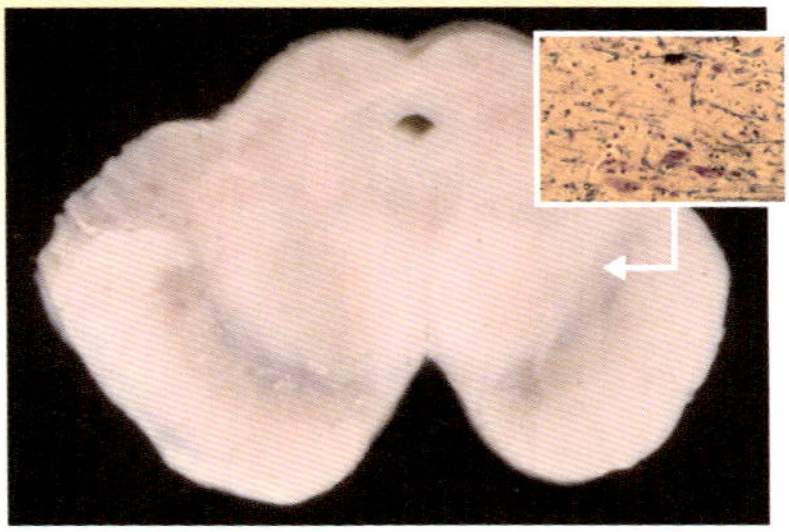

ドパミン神経細胞が変性し、減少したため「黒質」の黒い色が抜けおち、白っぽく見える

レヴィ小体

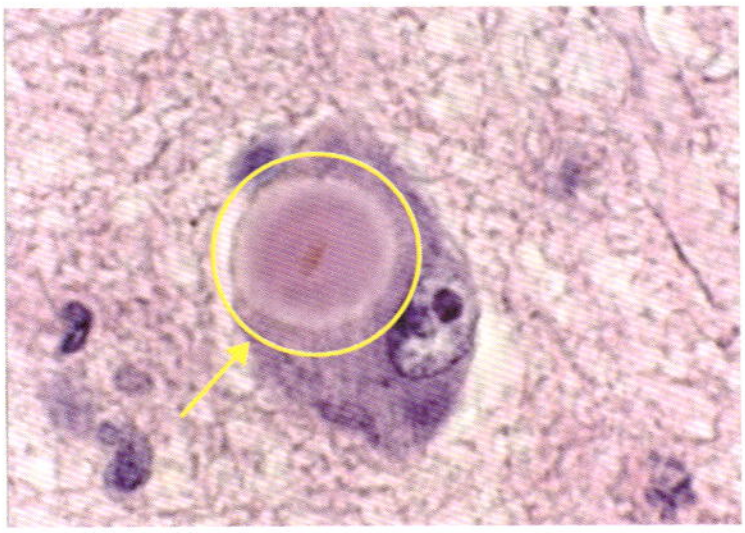

ヘマトキリシン·エオジンというもので赤く染色されている

レヴィ小体は、たんぱく質の塊で、神経細胞に発生する異常な蓄積物。レヴィ小体が出現する疾患を「レヴィ小体病」といい、パーキンソン病のほかにはレヴィ小体型認知症などがある

どんな人がパーキンソン病になりやすいのか?

孤発性《こはっせい》パーキンソン病

パーキンソン病のほとんどは、親《ちか》しい血縁者にパーキンソン病の患者さんがいない「孤発性パーキンソン病」です。どんな人が孤発性パーキンソン病にかかりやすいのかがわかれば、その共通項から発症原因を探ることができるため、さまざまな調査、研究が行われてきました。

1990年代に日本国内で行われた研究では、食事、飲酒、喫煙、運動・体格、交際・対人関係、性格などを、パーキンソン病患者さんとそうでない人で比較しました。その結果、患者さんの傾向として、喫煙や飲酒をせず、物静かで内向的な人が多いことがわかりました。しかし、ニコチンやアルコールに発症を予防する力はなく、また性格も、パーキンソン病の人が全員内向的なわけではありません。

また、農薬や鉛《なまり》など環境中の化学物質に触れたことが原因ではないか、特定のウイルスによる感染症ではないかという疑いも現在までに否定されました。また、ある種のビタミンがリスクを高め、別のビタミンやミネラルが進行を遅らせるという説もありますが、各研究で関連性が一致せず、現在も検討中です。

現在、発病に関係する有力な見方として、〝ミトコンドリア障害〟が考えられています。ミトコンドリアは細胞内の小さな器官で、主にエネルギーをつくり出すことに関係します。このミトコンドリアが何らかの障害を受け、活性酸素*を過剰に生み出すことで酸化ストレス*が増し、細胞が死んでしまうというプロセスです。

根本的な原因は今も不明

疑われた原因（現在では否定されている）

生活習慣

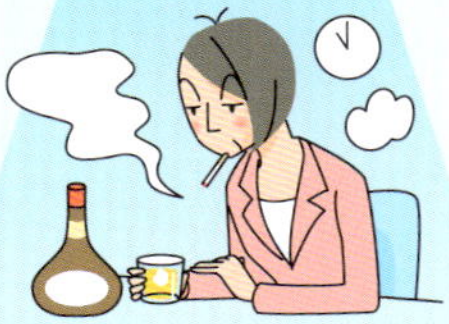

食事、飲酒、喫煙、など

環 境

農薬や殺虫剤、鉛などに触れる

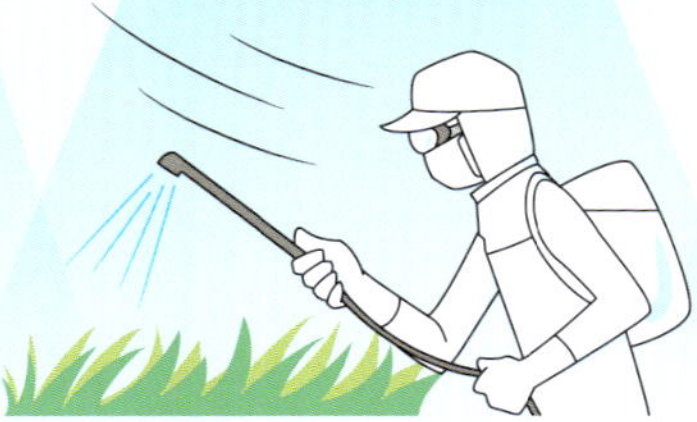

栄養素

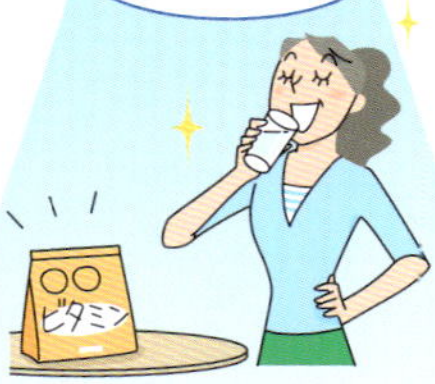

特定の栄養素を摂る、あるいは特定の栄養素が足りない

有力な仮説

ミトコンドリアの障害

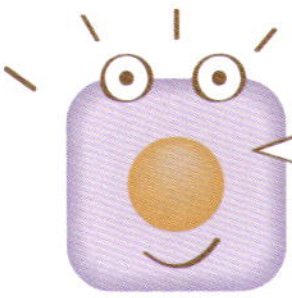

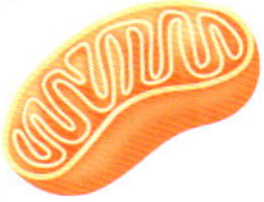

ミトコンドリアは主にエネルギーをつくり出す細胞内の器官

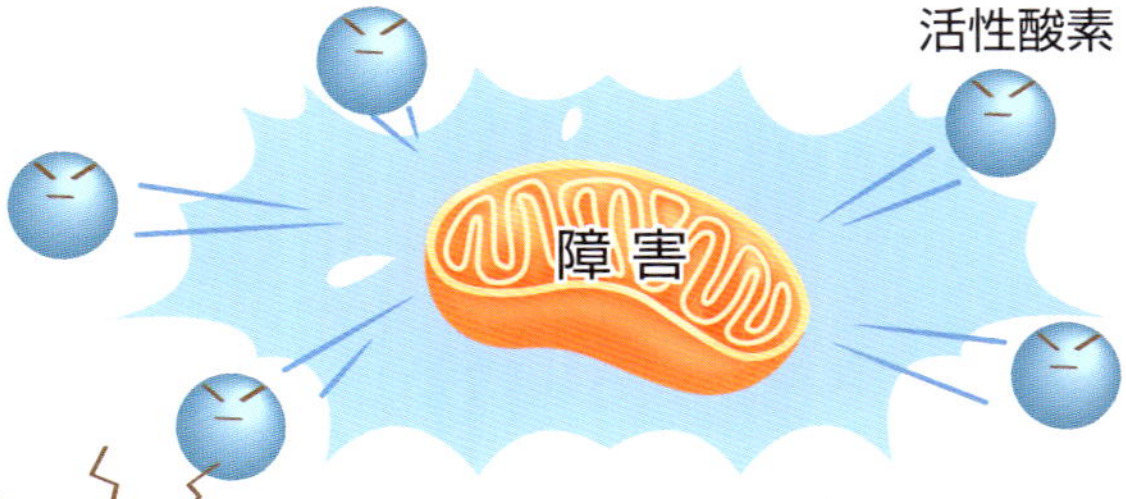

ミトコンドリアが何らかの原因で障害を受けると過剰に活性酸素が発生

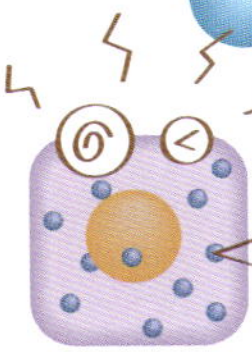

細胞で酸化ストレスが増し、細胞が死んでしまう

家族性パーキンソン病

パーキンソン病の原因について、〝遺伝〟によるものか、〝ライフスタイルや環境〟によるものかという議論は100年以上も続けられています。ほとんどの患者さんは、前ページで述べたように、遺伝性ではありません。

しかし、一部には遺伝による「家族性パーキンソン病」もあります。

とくに、遺伝子の一致する一卵性双生児を長期間にわたって追跡した研究では、発症が50歳以前のパーキンソン病では遺伝子が関与することが判明し、「若年性パーキンソン病」（40歳以下で発症する）の場合は、遺伝因子の関与による可能性が高いとの報告があります。遺伝子が受け継がれたことから発症する家族性パーキンソン病の患者さんは、全体の10％程度いるとされています。

1997年、遺伝的にパーキンソン病を発症する可能性の高い家系で、α－シヌクレイン遺伝子の変異が見つかり、〝PARK1〟と名づけられました。38頁で紹介したように、α－シヌクレインはレヴィ小体の主成分となるたんぱく質で、この物質が蓄積することで黒質神経細胞が障害されるというメカニズムがわかっています。

その後、発症に関係する遺伝子が相次いで特定されており、家族性パーキンソン病はそれらの遺伝子から、〝PARK1〟から〝PARK18〟までのタイプがあることが報告されています。原因遺伝子が特定されたことにより、近い将来、遺伝子治療の可能性も見えてきました。また、これらの原因遺伝子のいくつかは、孤発性パーキンソン病のリスク、つまりなりやすい素因に関連することがわかってきました。

特定の遺伝子の関連がわかってきた

縄文時代の人　江戸時代の人　明治時代の人

原因遺伝子

家族の遺伝因子から受け継がれているのが家族性パーキンソン病。

現代の人

受け継いだ原因遺伝子

40歳以下で発症する「若年性パーキンソン病」の場合は、遺伝因子が原因である可能性が高い

未来へ

原因遺伝子が特定されたため、将来的には遺伝子治療の可能性も

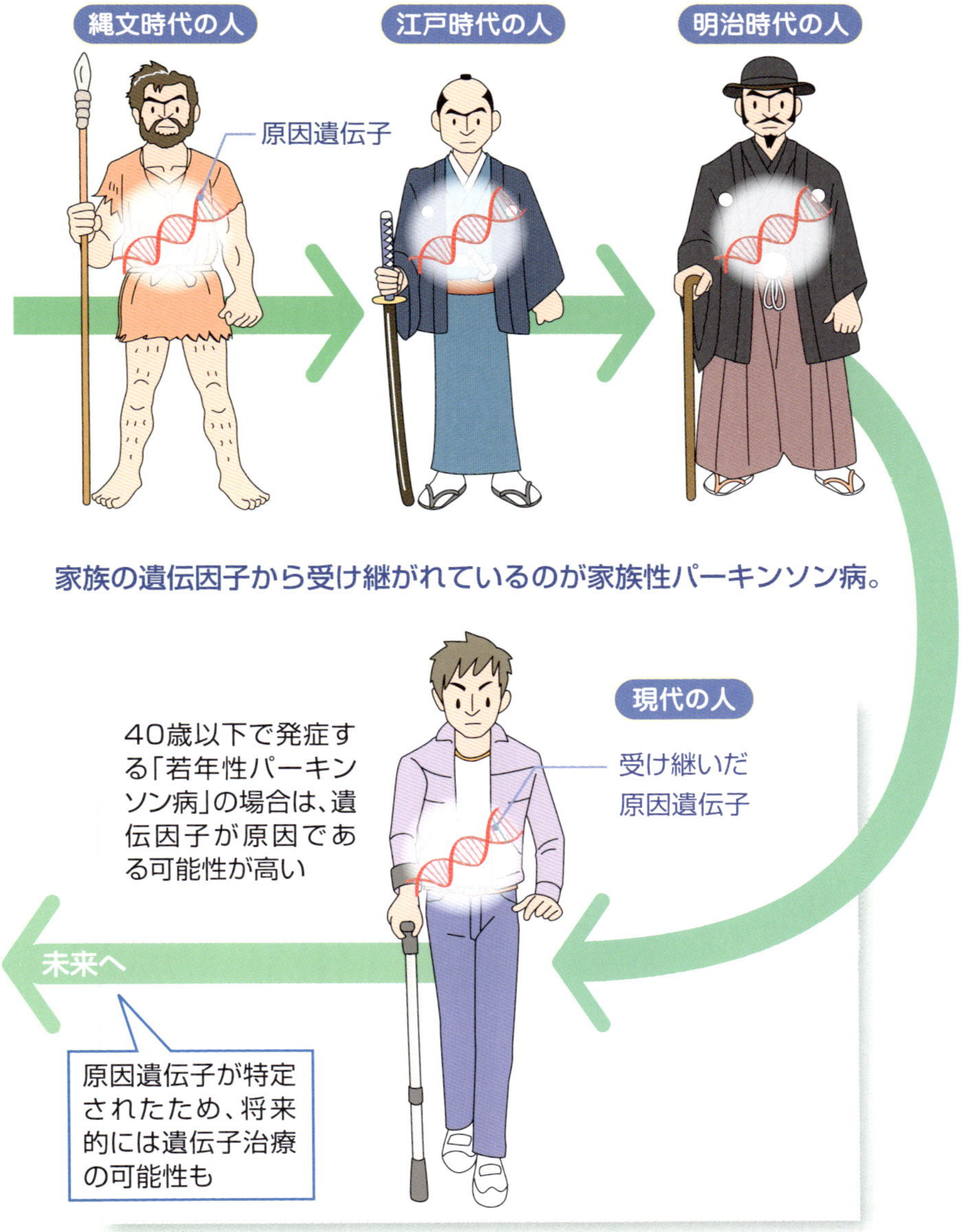

発症までには多くの因子が関係する

パーキンソン病では、ドパミンをつくり出す中脳の黒質の神経細胞が減少してしまうこと（34頁）、レヴィ小体という物質が脳内に出現すること（38頁）が特徴です。これらの現象がなぜ、何をきっかけに起こるのかは、さまざまな調査・研究が行われていますが、まだわかっていません。

ただ、老化がひとつの因子であることは明らかです。中脳の黒質ドパミン細胞の数は20歳頃にピークとなり、年齢を重ねるにつれて変性し、減っていきます。

ですから、18頁で述べたように、一般に社会が高齢化するに伴って、全人口に対するパーキンソン病の罹患率は高くなります。今後、日本社会の高齢化がさらに進むと、パーキンソン病の患者さんの割合は増えると推定されます。

では、ドパミン細胞がどの程度減るとパーキンソン病が発症するのでしょうか。左頁のグラフは脳のドパミン細胞数の変化とパーキンソン病の経過年数を比べたものです。ここから、発症時（経過年数0年）のドパミン細胞数は全体のおよそ70％であることが読み取れます。また､病気の初期の数年間では、細胞が脱落していく速度が速いことがわかります。ですから、それに合わせて不足するドパミンを薬物療法（92頁）で補充する必要があります。

なお、このグラフでは、発症から15年以降ではドパミン細胞の数はそれほど変化していません。このことから、発症後15年程度きちんと薬物療法を続け、リハビリを重ねて食事や着替え、移動などの日常動作がある程度保たれれば、その後はそれほど進行しないという可能性も見えてきました。

老化はパーキンソン病発症因子のひとつ

パーキンソン病発症には老化だけでなく、未知の因子が関係している

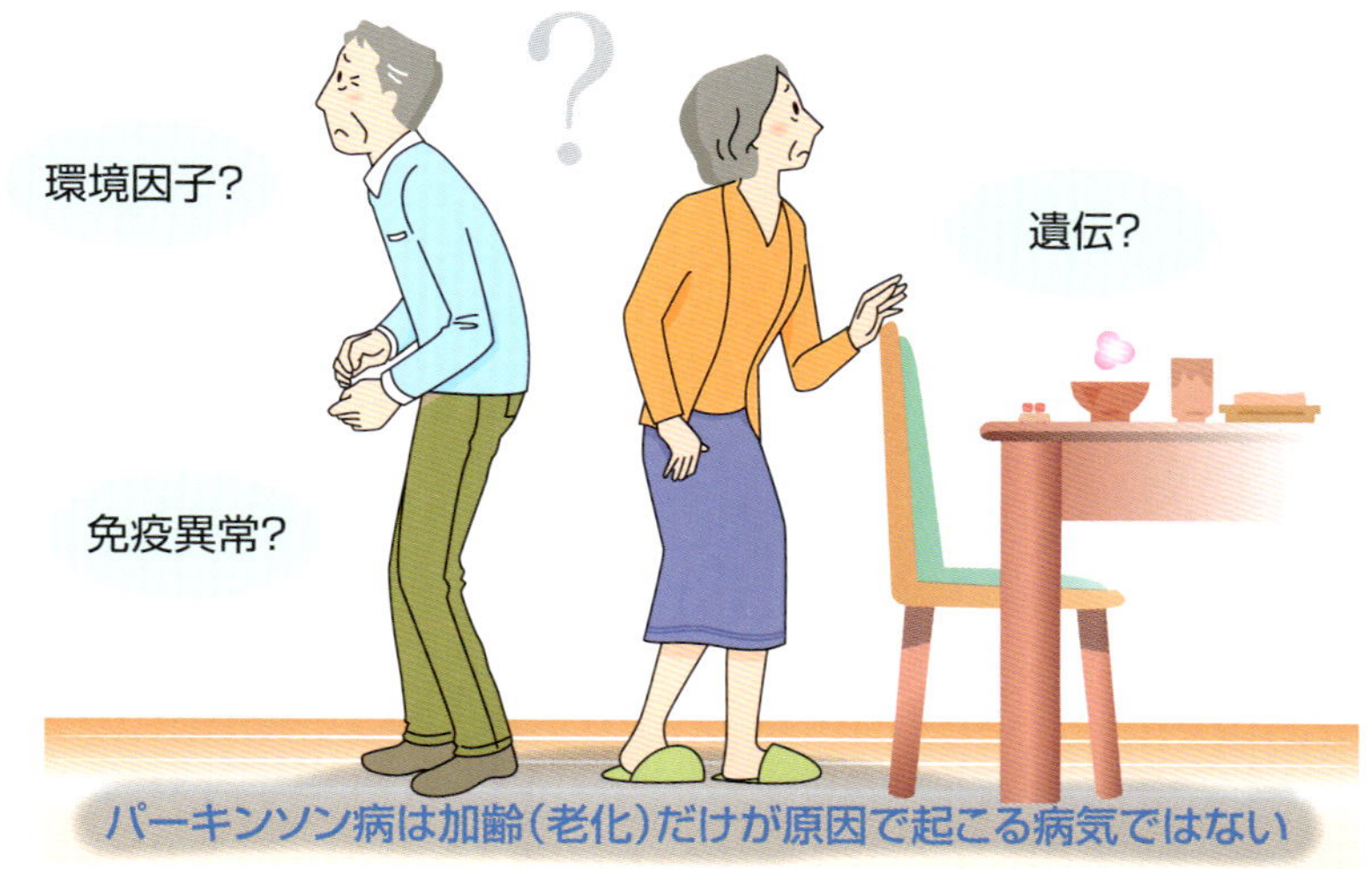
環境因子?
遺伝?
免疫異常?
パーキンソン病は加齢(老化)だけが原因で起こる病気ではない

残存黒質ドパミン細胞数の変化

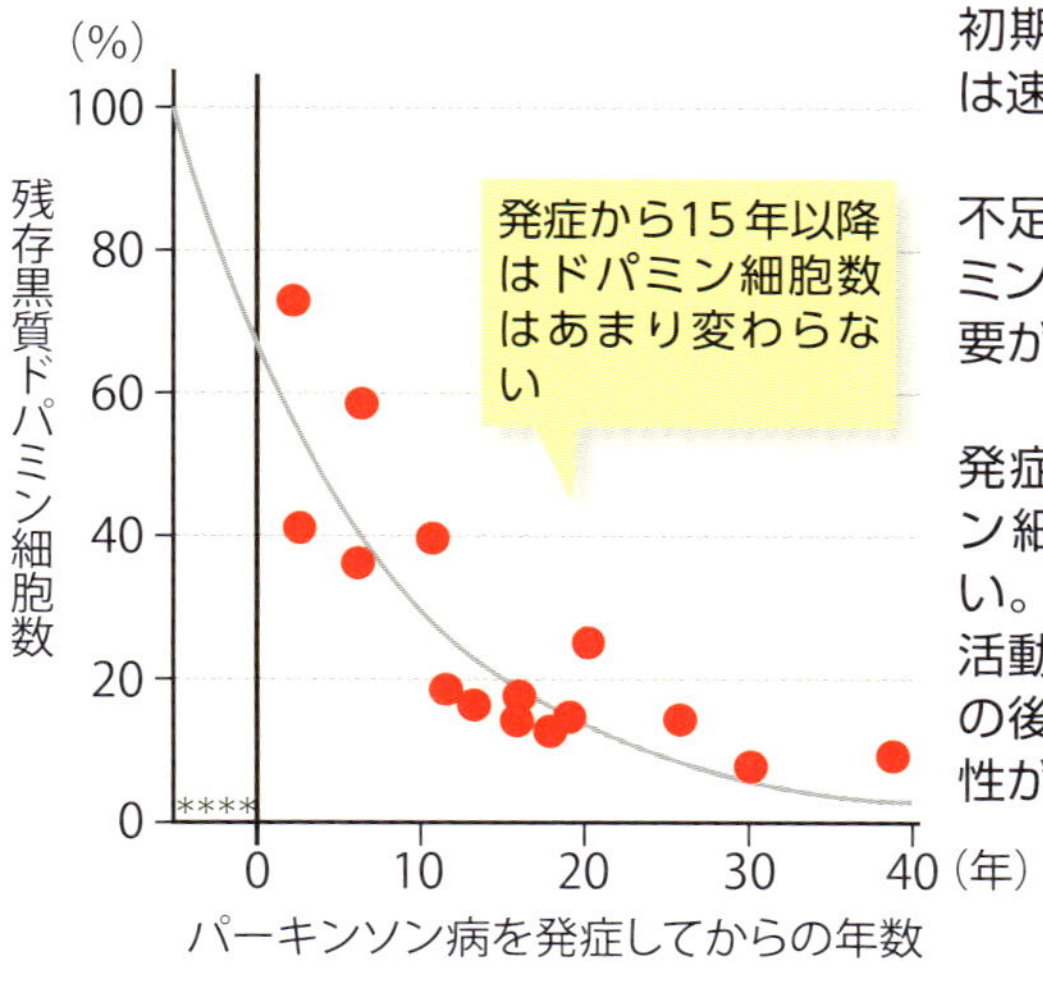

ドパミン細胞の変性は進行性。初期のほうが細胞脱落の進行は速い

不足ドパミン量に合わせてドパミンを薬物療法で補充する必要がある

発症15年以降は残存ドパミン細胞はそれほど変化しない。その時点まで日常的な生活動作が保たれていれば、その後はあまり進行しない可能性がある

Fearnley JM&Lees AJ. Brain(1991) 114,2283-2301一部改変

パーキンソン症候群とは?

症状は似ているが、原因が異なる「パーキンソン症候群」

パーキンソン病と特定できるのは、中脳の黒質神経細胞がなんらかの原因で抜け落ちて、神経伝達物質のドパミン分泌量が減少する状態です。脳内でこうした現象が起こっていなくても、22頁以降で紹介している4大特徴、「からだがふるえる」「動作が鈍くなる」「筋肉が緊張してこわばる」「からだのバランスが悪くなる」といった症状が現れることがあります。身体症状のうち2つ以上が当てはまる場合は、「パーキンソン症候群」、あるいは〝パーキンソニズム〟と呼びます。薬の副作用や、脳の血流が障害されることによって、これらの身体症状が現れることが知られています。からだに現れる症状は似ていますが、進行の度合いは違い、また、治療法も異なる病気です。

たとえば、次のような場合は、パーキンソン病ではなくパーキンソン症候群が疑われます。

- 症状が左右対称に出る。
- 進行が早い、早期から転倒する。
- 早期から認知障害や強い自律神経症状(立ちくらみ、排尿障害など)を伴う。
- パーキンソン病治療薬(主にL-ドパ)の効きが悪い。

パーキンソン症候群以外にも、震えだけが起こる「本態性振戦《ほんたいせいしんせん》」*という病気があります。この場合は、パーキンソン病とは逆に、何かしようとすると震えが強くなり、安静状態では収まります。

パーキンソン病とパーキンソン症候群は違う病気

パーキンソン病		脳血管性パーキンソン症候群
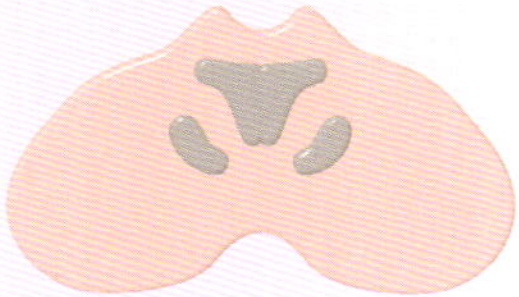		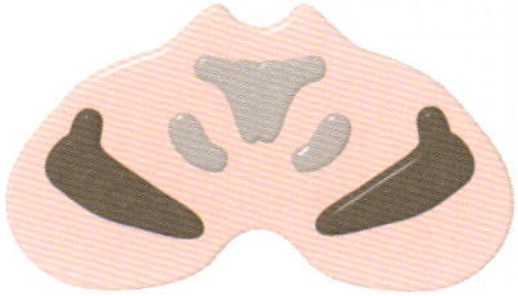
黒質の神経細胞が抜け落ちドパミンが減少する病気		黒質の抜け落ちがなくドパミンの分泌は正常。原因は黒質以外の病気
ふるえから始まることが多い	初期症状	歩行障害、無動
左右で異なる	症状の左右差	ほとんどない左右対称
多い	安静時のふるえ	少ない
前屈（前かがみ）	姿　勢	直立
少ない	認知症	しばしば見られる
ない	麻痺、しびれ	しばしば見られる
ない	原因となる血管障害（高血圧、糖尿病など）	多い
効果がある	L－ドパの効果	効果が少ない

薬の副作用で起こるパーキンソン症候群

パーキンソン症候群の約20％は、服薬が原因でパーキンソン症状があらわれる「薬剤性パーキンソン症候群」だといわれています。

左頁に示すさまざまな薬が、パーキンソン症状を引き起こす可能性があります。抗精神病薬、抗うつ薬をはじめ、多くの人々が服用している高血圧の治療薬や胃薬、不整脈の薬なども含まれます。

もちろん、これらを服用するすべての人に症状が出るわけではありませんが、パーキンソン症状を疑われた場合は、服薬中の薬をすべて主治医に知らせましょう。

これらの薬には、脳内のドパミンレセプターをブロックしたり、ドパミンを減らす作用があります。ドパミンレセプターの80％がブロックされ、ドパミンが受け取れなくなるとパーキンソン症状が出現するといわれています。

とくに、症状が出現して急速に進む場合および、新しい薬の服用を開始した直後、または今まで使用していた薬の増量後に症状が出た場合は、薬剤性パーキンソン症候群が疑われます。

高齢者では原因となる薬を中止しても、症状が残ったり、1～2年後にパーキンソン病を発症したりすることがあります。これは、もともとパーキンソン病になりかかっていたところに原因薬剤を服用することでパーキンソン病の症状が誘発されたと考えられます。

症状が出たからといって、自分の判断で薬の服用をやめたり、減量したりすると、もともとの病気が悪化してしまう可能性があります。ほかに代わりになる薬がないかどうかなどを主治医と相談しましょう。

薬剤性パーキンソン症候群を起こす可能性のある薬

薬効分類	一般名	主な商品名
定型抗精神病薬*1	クロルプロマジン レボメプロマジン ペルフェナジン ハロペリドール ピモジド スルピリド チアプリド	ウインタミン コントミン ヒルナミン レボトミン ピーゼットシー セレネース リントン オーラップ ドグマチール グラマリール
非定型抗精神病薬*2	リスペリドン ペロスピロン オランザピン クエチアピン	リスパダール ルーラン ジプレキサ セロクエル
抗うつ薬	選択的セロトニン再取り込み阻害薬	パキシルなど
消化性潰瘍薬	スルピリド *1 ファモチジ シメチジン	ドグマチール ガスター タガメット
制吐薬	メトクロプラミド *1 ドンペリドン *3	プリンペラン ナウゼリン
降圧薬	レセルピン ベラパミル ニフェジピン アムロジピン マニジピン ジルチアゼム	アポプロン ワソラン アダラート ノルバスク カルスロット ヘルベッサー
抗不整脈薬	アミオダロン	アンカロン
抗真菌薬	アムホテリシンB	ファンギゾン
免疫抑制薬	シクロホスファミド シクロスポリン	エンドキサン サンディミュン
気分安定薬	リチウム	リーマス
抗てんかん薬	バルプロ酸ナトリウム	デパケン
抗認知症薬	ドネペジル	アリセプト

*1 パーキンソン症状出現頻度が比較的高いとされている

*2 非定型抗精神病薬は定型抗精神病薬と比べてパーキンソン症状出現頻度は低い。
定型および非定型抗精神薬以外はさらに頻度が少ないが、パーキンソン症状が起こることもあるという薬

*3 血液脳関門を通過しにくいため、パーキンソン症状の出現は極めてまれ

（パーキンソン病治療ガイドライン2011より引用改変）

薬以外の原因によるパーキンソン症候群

「薬剤性パーキンソン症候群」以外には、「脳血管性パーキンソン症候群」「正常圧水頭症《すいとうしょう》」「変性疾患」、また「脳腫瘍《のうしゅよう》」や何らかの「脳炎」のあとにパーキンソン症状が出たり、一酸化炭素中毒などの中毒症状でも「中毒性パーキンソン症候群」となる場合があります。

「脳血管性パーキンソン症候群」は、脳の中の運動にかかわる神経が集中している〝基底核《きていかく》〟*に小さな脳梗塞《のうこうそく》が多発した場合に起こります。脳梗塞など脳血管疾患の原因は、高血圧や糖尿病、脂質異常症*などですから、もとになる病気をコントロールし、脳梗塞の再発を予防すること、リハビリで運動機能を維持することが治療の中心となります。

「正常圧水頭症」は、脳の中にある脳脊髄液《のうせきずいえき》という水分が正常に吸収されないまま増えてしまい、脳を圧迫するために起こります。物忘れや排尿障害に加えて、歩行障害やからだのバランスが悪くなるなどパーキンソン症状が出ることが知られています。

「変性疾患」は、パーキンソン病と同じく脳のある部分が変性する病気で、「皮質基底核《ひしつきていかく》変性症」「進行性核上性《かくじょうせい》麻痺」「多系統萎縮症《たけいとういしゅくしょう》」などに分けられます。「進行性核上性麻痺」は、脳のMRI検査を行うと、中脳の後ろの部分がやせてくるのがわかります。目の動きが悪くなり下方向が見えにくくなる、転びやすくなる、飲み込みにくさ、性格の変化などの症状が知られています。「皮質基底核変性症」は大脳皮質が萎縮し、思ったことを言葉にするのが困難になったり、片側の空間を認識できなくなるなどの症状が出ます。「多系統萎縮症」は、小脳や右脳と左脳をつなぐ橋《きょう》が萎縮し、運動が障害されます。

パーキンソン病と間違われやすいパーキンソン症候群

●薬剤性パーキンソン症候群

●脳血管性パーキンソン症候群
高血圧、糖尿病、脂質異常症による*動脈硬化などが原因のもの

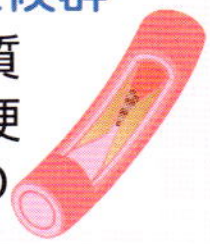

●脳炎後パーキンソン症候群
脳に生じた炎症による

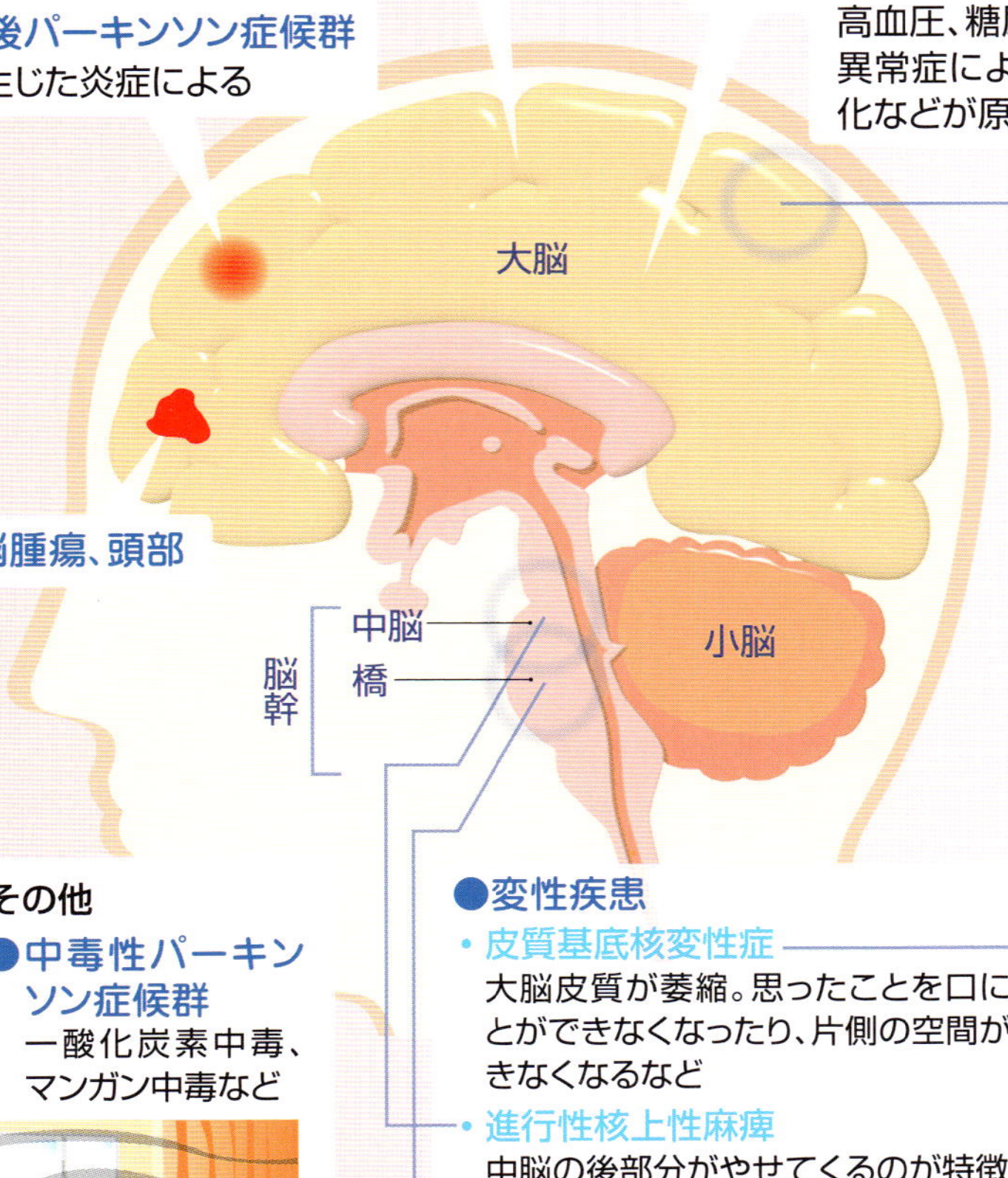

●脳腫瘍、頭部

その他

●中毒性パーキンソン症候群
一酸化炭素中毒、マンガン中毒など

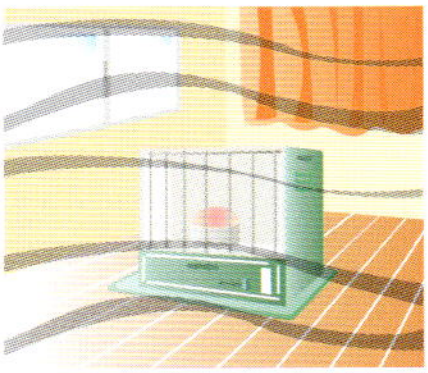

●変性疾患

- 皮質基底核変性症
  大脳皮質が萎縮。思ったことを口に出すことができなくなったり、片側の空間が認識できなくなるなど
- 進行性核上性麻痺
  中脳の後部分がやせてくるのが特徴。目の動きに異常が現れ、下方向が見えにくくなる
- 多系統萎縮症
  小脳や脳幹が萎縮して、運動が障害される

パーキンソン症候群では、パーキンソン症状の裏側にあるもともとの病気を正確に診断することが大切

column

マイケル・J・フォックスは治ったの？
発症から20年以上を経て俳優業に復帰

映画「バック・トゥ・ザ・フューチャー」などで知られるアメリカの俳優、マイケル・J・フォックスさんがパーキンソン病にかかっていることを公表したのは1998年。しかもその時点で発症してからすでに7年経っていました。その後彼は俳優業を引退し、パーキンソン病研究の財団を立ち上げ、原因解明のための研究費を集めたり、政府を動かすためのロビー活動などを行っていました。

その彼が、2012年にフルタイムの俳優として復帰を宣言、13年には連続テレビドラマの主役として再びお茶の間に登場しました。ドラマではマイケルさん自身の人生を下敷きに、パーキンソン病にかかったテレビキャスターが仕事を辞め、再び復帰する姿を演じています。パーキンソン病患者の役とはいえ、発症から20年以上が経ったにもかかわらず表情も豊かで演技力には衰えが見られません。いったいこの秘訣はなんでしょうか？　出版されている自伝などからいくつかポイントが推測できます。第一は運動です。からだの不調に気づいた頃、すなわち診断の前後から彼は猛烈なフィットネス・トレーニングを始めます。「体力を調整し、試練に耐えて肉体的強さを高めておけば、神経上の侵食に抵抗できると確信していたのだ」（『ラッキー・マン』ソフトバンク文庫）。第二は、きちんとした服薬です。家族やごく限られたスタッフ以外には病気について知らせず、7年もの間薬で症状をコントロールし第一線で俳優業を続けていたのは驚くべきことです。一方で、常に不安とストレスがあり、そこから逃れるためにアルコール依存症になり家庭が崩壊寸前までいったことも告白しています（後に禁酒）。第三には、こうした苦しみを経験しながら最終的には病気を受け入れ、気持ちが前向きに変化したことでしょう。

パーキンソン病の症状の進行を抑えるには、運動と自分に合った服薬を続けることはいまや常識となっています。マイケルさんはずっと以前からそれを実行してきたため、進行を抑え、俳優としての復帰が可能になったのだと考えられます。

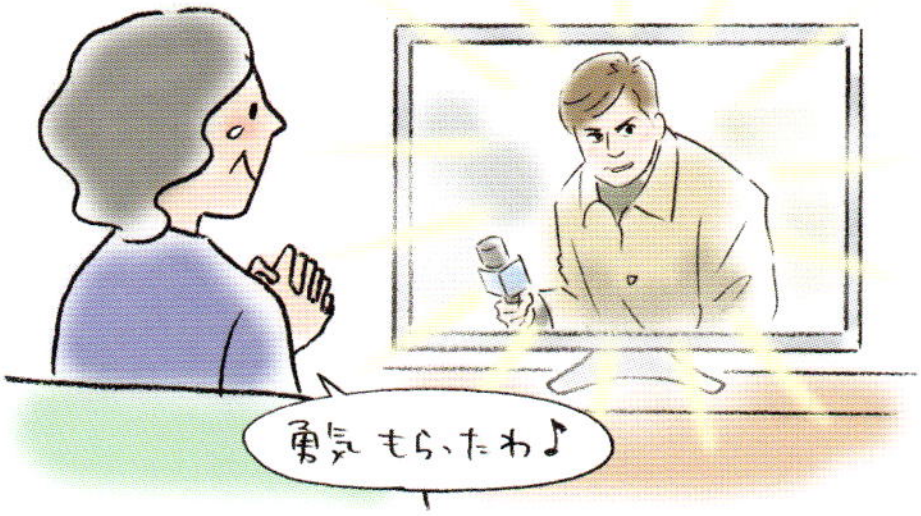

第2章

The second chapter

パーキンソン病の診断から治療へ

からだがふるえたり、動きがうまくコントロールできない病気はほかにもあるため、パーキンソン病は診断の難しい病気です。「もしかしたらパーキンソン病かも」と思われる徴候が現れた場合、まずは神経内科を受診しましょう。

パーキンソン病の診断は神経内科で

からだがコントロールできないと思ったら

パーキンソン病にとくに詳しい医師がいるのは「神経内科」あるいは「脳神経内科」です。しかしながら、一般の方が「ふるえ」や「バランスがとりにくい」などの症状を自覚しても、神経内科を受診しようと思うことは少ないようです。のちにパーキンソン病と診断された患者さんのなかには、からだがふるえる、歩きにくい……といった症状を〝病気〟と思わず、鍼灸やマッサージ院などで施術を受けたり、筋肉の異常だからと整形外科に通っていたという例もあります。また、脳の病気だろうと思って脳外科に行ったものの診断がつかなかった……という経験のある方もいます。

そもそも神経内科とは、どんな病気を診る診療科なのでしょう。神経内科では、脳・脊髄などの神経の病気や、それらから命令が伝わる先、すなわち筋肉の病気を診ます。つまり、頭痛、脳卒中、認知症、てんかん、そしてパーキンソン病をはじめとする神経難病（筋ジストロフィーなど）を対象としています。これら神経の病気のエキスパートである神経内科専門医が診察した結果、脳や神経に原因がないとわかれば、整形外科や心療内科などほかの診療科を紹介してもらえます。

18頁でも触れたように、パーキンソン病の患者さんは増えています。神経変性疾患としてはアルツハイマー型認知症に次ぐ数の患者さんがいます。医療者側がこのことを認識しておく必要があるのと同時に、一般の方に神経内科の扱う領域を知っていただくことも大切です。

神経内科とは

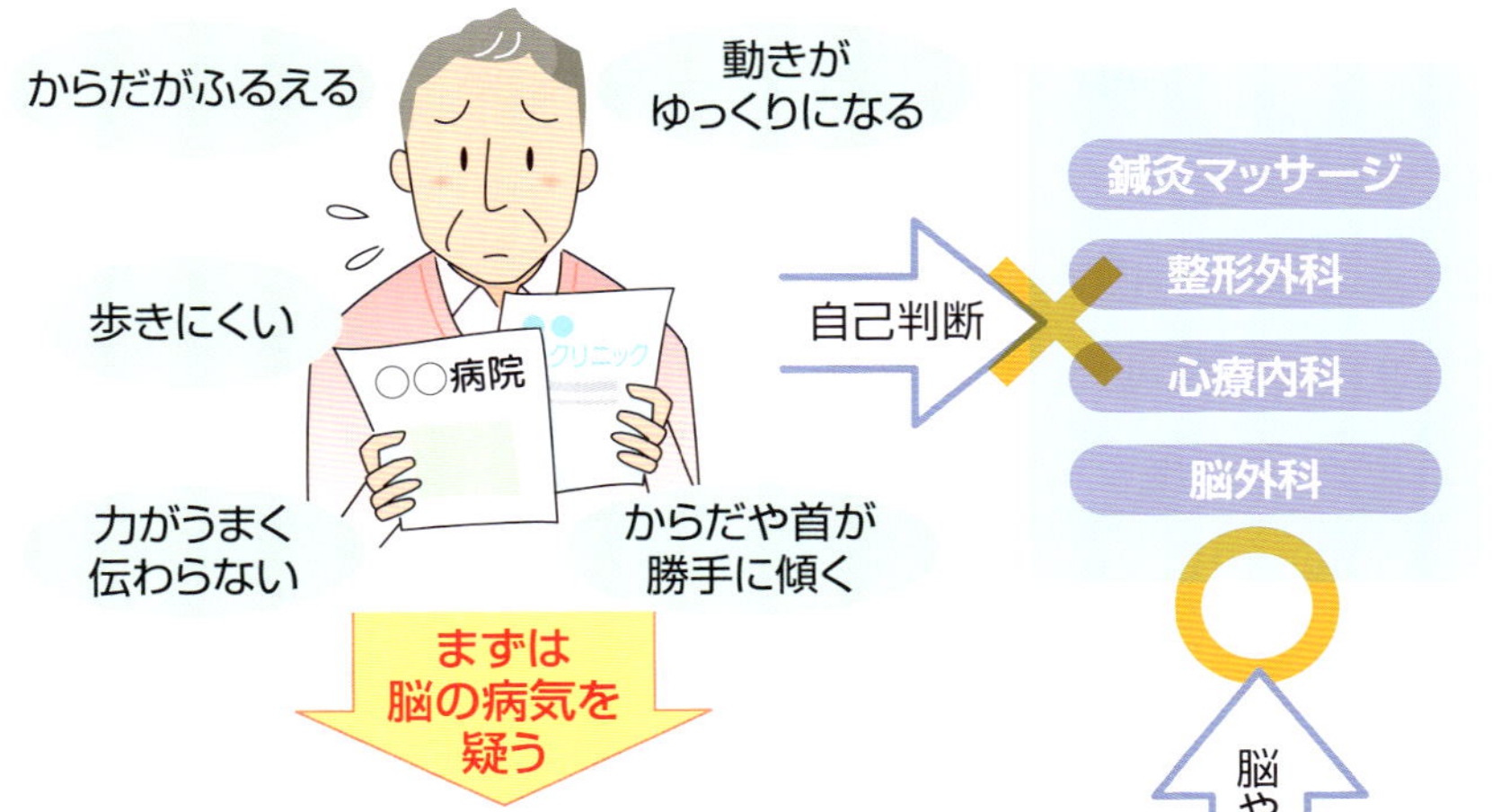

神経内科の受診

神経内科の扱う疾患は脳や脊髄、筋肉などの病気（頭痛、脳卒中、認知症、てんかん、パーキンソン病、筋ジストロフィーなど）。パーキンソン病は神経内科医のもっとも得意とする疾患の1つ

神経内科
脳や神経に原因がないとき・医師の判断

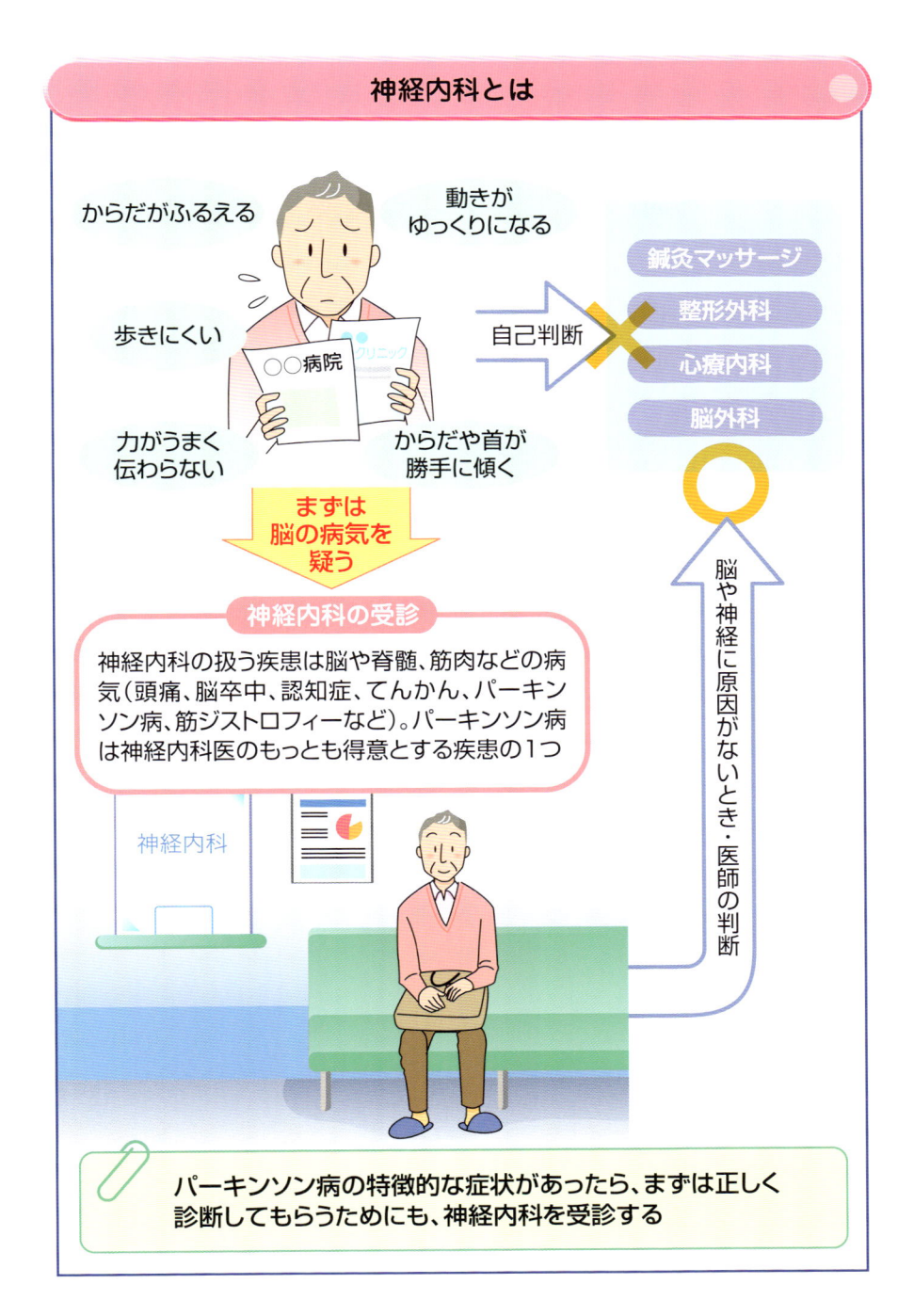

パーキンソン病の特徴的な症状があったら、まずは正しく診断してもらうためにも、神経内科を受診する

問診で伝えること――どんなことにいちばん不自由を感じるか

神経内科での初診の際、医師には次の項目を中心に、また、気になることを率直に伝えましょう。

❶日常生活でどんなとき、どんなことに不自由を感じるか
❷どこが動かしにくいか、どんな動きがしづらいか
❸それはいつ頃から起こっているか
❹現在飲んでいる薬はあるか、それはいつから飲み始めたか
❺近親者に同様の症状のある人はいるか

「手足がふるえる」といっても、リラックスしているときにふるえるのと、何かしようとするとふるえるのでは病気が異なる可能性があります。伝え方の例としては、「話をしているときに手がふるえる」「歩くのが遅くなって同じ年齢の人についていかれなくなった」など具体的に伝えます。また、それがいつから起こっているのかも重要です。たとえば、ある薬を飲み始めた時期と異常が始まった時期が重なっていると、薬の副作用によるパーキンソン症候群の可能性があります（48頁）。

「神経内科が近くにない」「頻繁《ひんぱん》に通うのは難しい」と、専門的な診療科の受診を躊躇《ちゅうちょ》される方もいるかもしれません。しかし、パーキンソン病と診断され、いったん治療方針が決まれば、それほど頻繁に薬の種類や量を変える必要はありません。正確な診断と薬の処方を受けたあと、明らかな症状の変化や薬の効き方が悪くなってきたといったことがなければ、近くの病院に通院しながら経過を見ることもできます。医療機関同士でこうした連携をとって欲しいという希望があれば、それもぜひ伝えてください。

日常生活で不自由していることは……？

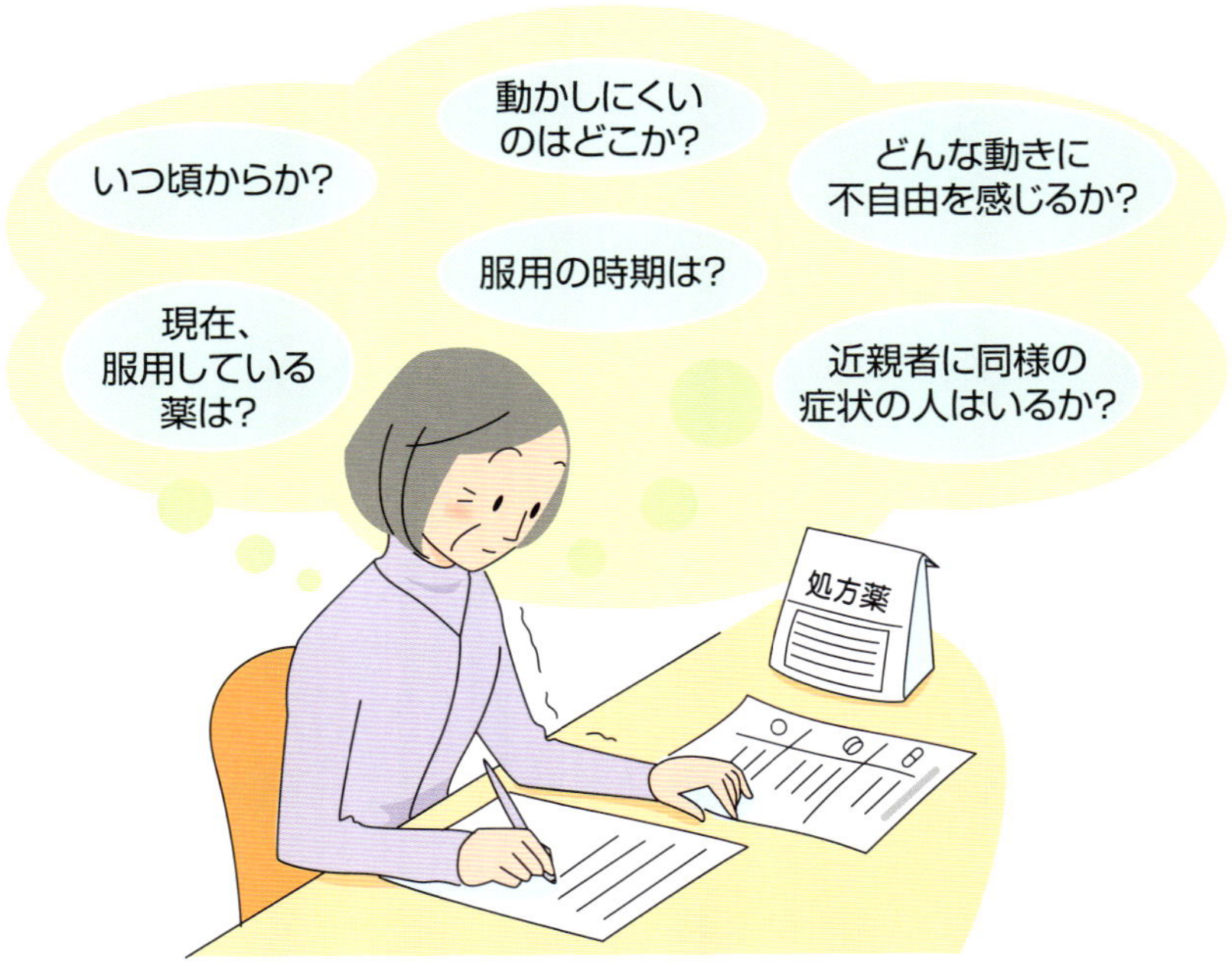
動かしにくいのはどこか?
いつ頃からか?
どんな動きに不自由を感じるか?
服用の時期は?
現在、服用している薬は?
近親者に同様の症状の人はいるか?
処方薬

神経内科受診のセルフチェック

次の項目のうち、当てはまる項目が１つでも、また、ときどきでもあれば神経内科専門医に相談しましょう

- □ 1. 気を失う
- □ 2. けいれんする
- □ 3. 物忘れがひどい
- □ 4. ろれつがまわらない
- □ 5. 声がうまく出ない
- □ 6. ものが二重に見える
- □ 7. まぶたが下がる
- □ 8. 筋肉が硬くなる
- □ 9. 筋肉がやせる
- □ 10. 手足に力が入りにくい
- □ 11. 字が下手になる
- □ 12. 動作が遅い
- □ 13. 手足がふるえる
- □ 14. 手足が勝手に動く
- □ 15. からだや頸が片方に曲がる
- □ 16. 走れない
- □ 17. 足が突っ張って歩きにくい
- □ 18. よたよたして歩きにくい
- □ 19. 手足がしびれる
- □ 20. 手足の感覚がない

（国立精神・神経医療研究センター病院ウェブサイトより）

パーキンソン病の診断

診断基準に沿って、ほかの病気を除外する

パーキンソン病は、同じような症状が現れる病気がほかにも多く（46〜50頁）、確定診断は容易ではありません。問診で症状と経過を伝え、また検査を受けて総合的に診断されます。

診断基準としては、厚生省特定疾患・神経変性疾患調査研究班によるもの（60頁）と、英国パーキンソン病協会脳バンクによるもの（61頁）があります。共通することは、パーキンソン病の〝4つの徴候（手指振戦、無動、筋強剛、姿勢反射障害）〟を的確にとらえ、その他の疾患の可能性を除外することです。

問診では、最初にどのような症状に気づいたか、現在どんなことに困っているかを伝えます。本人だけでなく家族など身近に暮らしている人の意見も参考になります。パーキンソン病は進行性の疾患ですので、気になる症状が以前よりも進んでいるかどうかもポイントとなります。

続いて、医師が実際に先の4つの徴候を中心に神経学的な異常の有無を診察します。振戦であれば毎秒4〜6回のふるえがあるかどうか、筋強剛では患者さんの腕や足などの関節を持って動かし、歯車のようなカクカクする抵抗があるかどうかを診ます。また、動き方や表情、歩き方などもチェックします。

パーキンソン症状が確認できたら画像検査を行い、さらにほかの病気の可能性を除外していきます。最近ではドパミン神経の変化を画像で確認できるようになり、より厳密な確定診断が可能になりました。

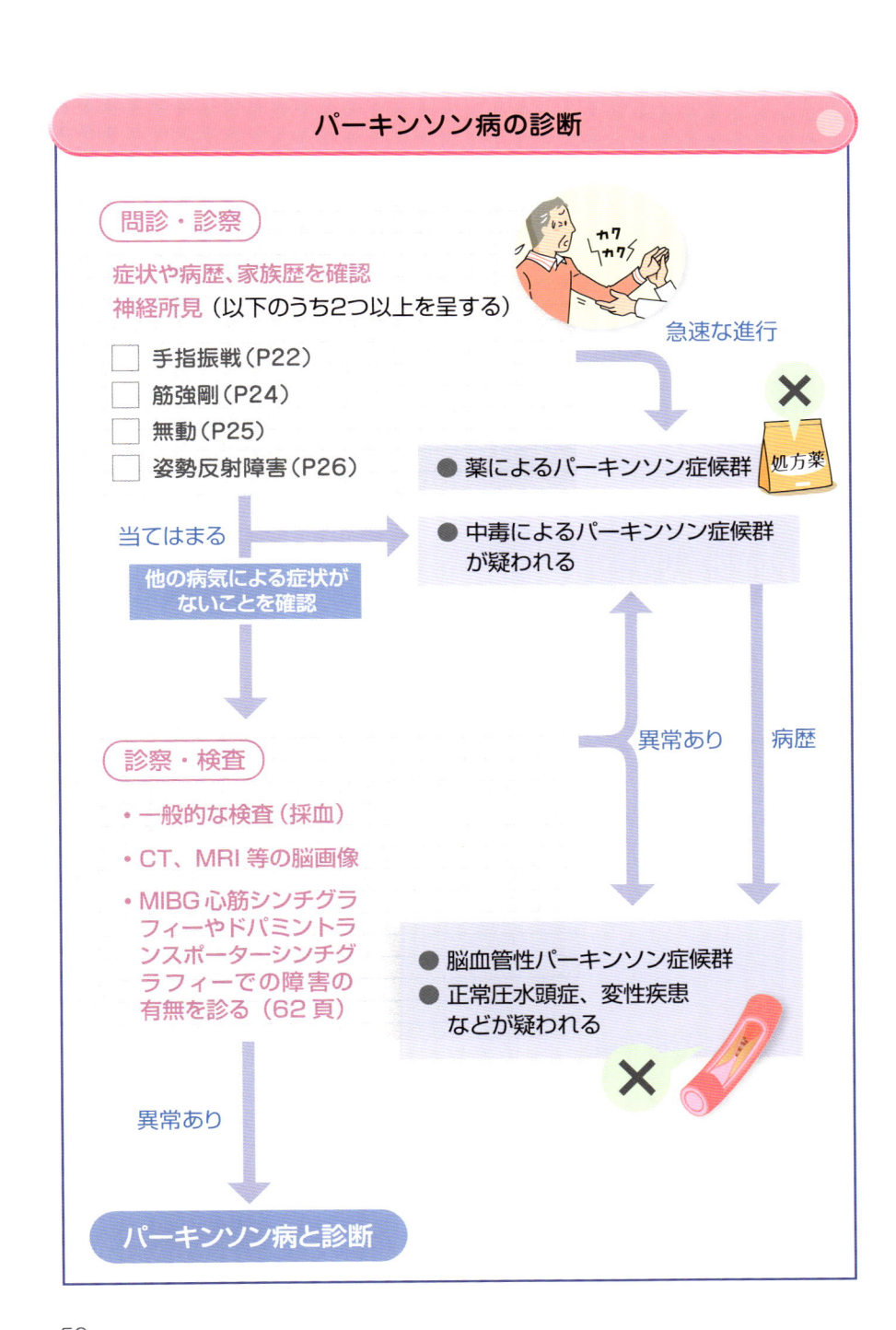

パーキンソン病の診断

問診・診察

症状や病歴、家族歴を確認
神経所見（以下のうち2つ以上を呈する）

- [ ] 手指振戦（P22）
- [ ] 筋強剛（P24）
- [ ] 無動（P25）
- [ ] 姿勢反射障害（P26）

急速な進行 →
● 薬によるパーキンソン症候群

当てはまる →
● 中毒によるパーキンソン症候群が疑われる

他の病気による症状がないことを確認

↓

診察・検査

- 一般的な検査（採血）
- CT、MRI 等の脳画像
- MIBG 心筋シンチグラフィーやドパミントランスポーターシンチグラフィーでの障害の有無を診る（62 頁）

異常あり ↕　病歴 ↓

● 脳血管性パーキンソン症候群
● 正常圧水頭症、変性疾患などが疑われる

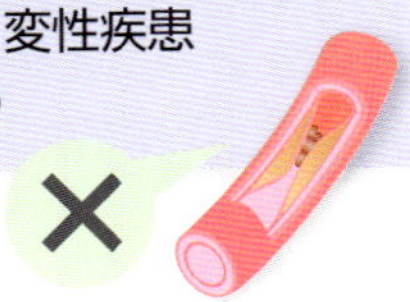

異常あり ↓

パーキンソン病と診断

厚生省特定疾患・神経変性疾患調査研究班による診断基準（1996 年）

診断の判定

（次の①～⑤のすべてを満たすものをいう。ただし、ヤール の分類のステージは問わない）

① 経過は進行性である。
② 自覚症状で、以下のいずれか１つ以上が見られる。
③ 神経所見で、以下のいずれか１つ以上が見られる。
④ 抗パーキンソン病薬による治療で、自覚症状、神経所見に明らかな改善が見られる。
⑤ 鑑別診断で、以下のいずれでもない。

参考事項

（診断上次の事項が参考となる）

a．パーキンソン病では神経症候に左右差を認めることが多い。

b. 深部反射の著しい亢進、*バビンスキー徴候陽性、初期からの高度の痴呆、急激な発症はパーキンソン病らしくない所見である。

c．脳画像所見で、著明な脳室拡大、著明な大脳萎縮、著明な脳幹萎縮、広範な白質病変などはパーキンソン病に否定的な所見である。

1 自覚症状

a. 安静時のふるえ
（四肢または顎に目立つ）
b. 動作が緩慢で拙劣
c. 歩行が緩慢で拙劣

3 臨床検査所見

a. 一般検査に特異的な異常はない
b. 脳画像（ＣＴ、ＭＲＩ）に明らかな異常はない

4 鑑別診断

a. 脳血管障害性のもの
b. 薬物性のもの
c. その他の脳変性疾患

2 神経所見

a. 毎秒4～6 回の安静時振戦

b. 無動・寡動
ア. 仮面様顔貌
イ. 低く単調な話し声
ウ. 動作の緩徐・拙劣
エ. 臥位からの立ち上がり動作など姿勢変換の拙劣

c. 歯車現象を伴う筋固縮

d. 姿勢・歩行障害
ア. 前傾姿勢
イ. 歩行時に手の振りが欠如
ウ. 突進現象
エ. 小刻み歩行
オ. 立ち直り反射障害

参考にした診断基準：厚生省特定疾患調査研究班（神経変性疾患調査研究班）による診断基準

英国パーキンソン病協会脳バンクによる診断基準

Step1 パーキンソン症状の診断

寡動《かどう》と以下の症候のうち少なくとも１つ以上あるもの

- 筋固縮
- 4～6Hzの安静時振戦
- 視覚性、前庭性、小脳性、深部感覚障害によらない姿勢保持障害

Step2 パーキンソン病の除外事項（パーキンソン病以外の疾患を示唆する）

- パーキンソン症状の階段状悪化を伴う反復する脳卒中の既往がある
- 反復する頭部外傷の既往がある
- 明らかな脳炎の既往がある
- 発症時に抗精神病薬を服用している
- 近親者に２名以上の発症者がいる
- 持続的な症状の自然寛解がある
- 発症から３年以上経って一側性である
- 核上性注視麻痺がある
- 小脳症状がある
- 初期に重度の自律神経症状がある
- 初期に記憶障害、失語、失行を伴う重度の認知症がある
- バビンスキー徴候が陽性
- 画像検査で脳腫瘍や水頭症が見られる
- ある程度の量のL-ドパ投与で改善が見られない(消化管での吸収障害のない場合において)
- 高用量L-ドパを投与した場合には効果がある（吸収不良症候群を除く）
- *MPTP(1-methyl-4-phenyl-1,2,3,6-tetrahydro-pyridine)への曝露歴

Step3 パーキンソン病を示唆する事項（3つ以上あると確実）

- 一側性の発症であること
- 安静時振戦が見られること
- 進行性であること
- 症状の非対称性が持続すること
- L-ドパで症状の著明な改善が見られること
- 重度のL-ドパ誘発性ジスキネジアを伴うこと
- L-ドパの効果が5年以上続くこと
- 10年以上の経過であること

参照：UK　Parkinson's Disease Society Brain Bank Clinical Diagnostic Criteria

パーキンソン病特有の異常が検出できる検査

最近パーキンソン病で特有な所見を得られる検査ができるようになりました。ここでは、2つの検査を紹介します。

❶MIBG心筋シンチグラフィー……MIBGという物質を心臓の筋肉（心筋）に取り込ませて、心臓の交感神経の機能を画像で見ます。パーキンソン病ではMIBGの心臓への取り込み方が、正常な場合と比べると低下しています。これはパーキンソン病では、心臓の交感神経の変性、脱落が起こるからです。ただし、心臓の機能自体は問題はありません。パーキンソン症状を呈する変性疾患の進行性核上性麻痺（50頁）や多系統萎縮症（50頁）では、この現状は起こりません。ほかにMIBGの集積低下が見られる病気には、レヴィ小体型認知症があります。

❷Datスキャン®……近年、がんの診断等に用いられているPET（Positron Emissions Tomography）と同様に、放射線を出す検査薬を投与して、脳内のドパミントランスポーターの状態を画像でとらえることのできる検査です。2014年1月より日本でも使えるようになりました。SPECT（シングル・フォト・エミッションCT）で行う検査で、PETよりも簡便に行えるという利点があります。パーキンソン病など、ドパミン神経障害のある病気は確実にわかるようになりました。

パーキンソン病の診断が可能な検査

除外検査を行ったあと、以下の検査で、パーキンソン病と診断される

正 常

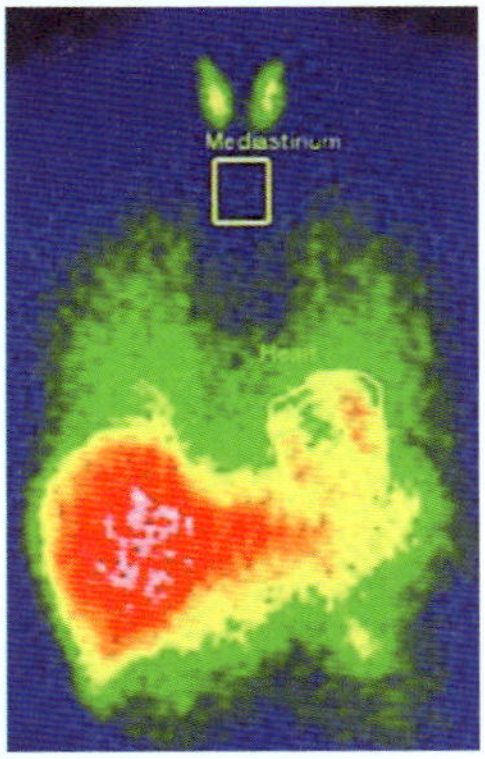

パーキンソン病

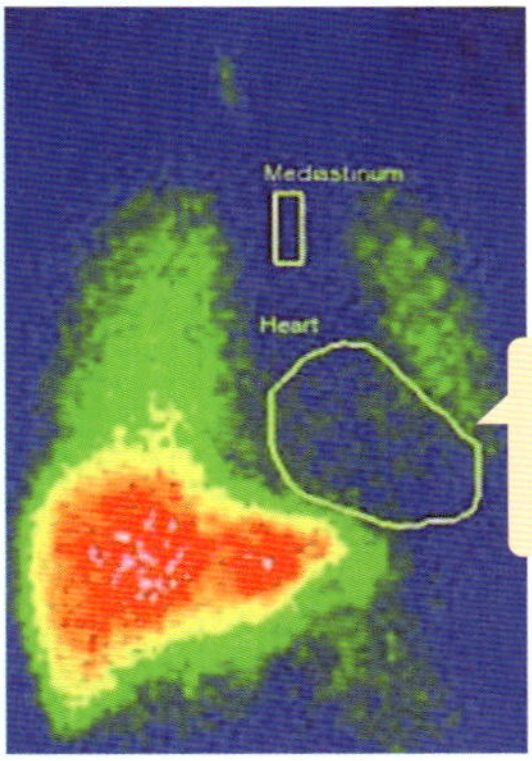

黄色い線で囲ってあるところ＝MIBGの取り込みが低下している

■MIBG 心筋シンチグラフィー

パーキンソン病の患者では、心筋におけるMIBGの取り込みが低下している。

正 常

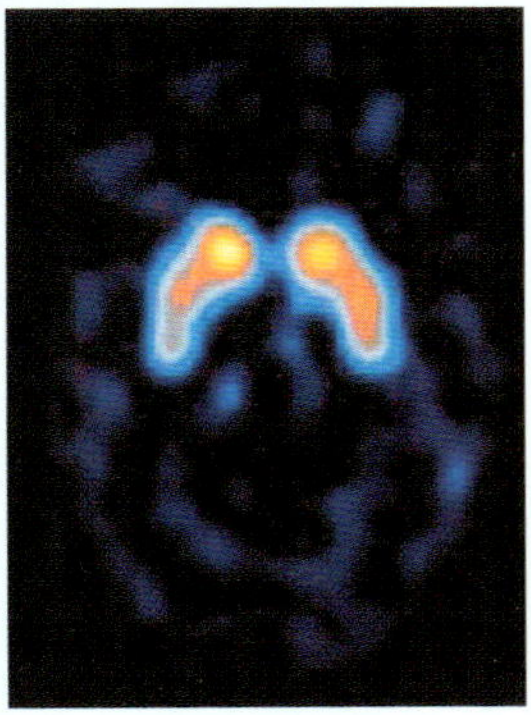

パーキンソン病

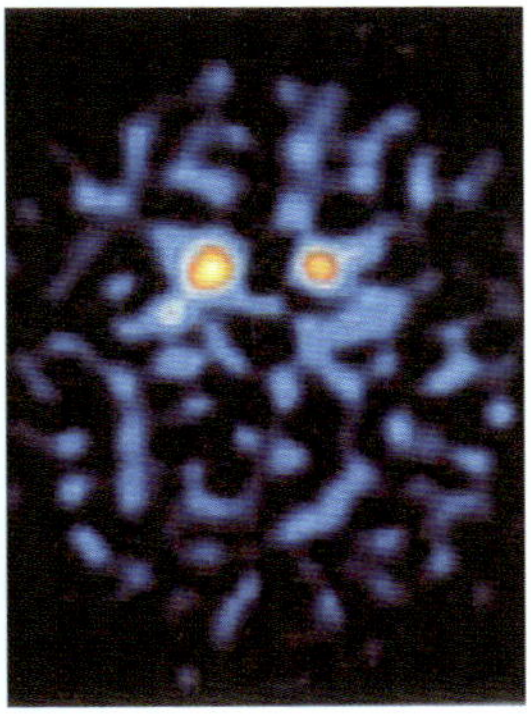

■ドパミントランスポーターシンチグラフィー（Dat Scan®）

正常な場合は、ドパミントランスポーターに集積された薬剤が三日月形、あるいはカンマ形を示す。パーキンソン病の場合は、薬剤の集積量が低下していたり、左右が非対称の形になったりする。

診断から治療へ――治療はオーダーメード

病気の進行はゆっくりだが、治療のスタートはなるべく早く！

パーキンソン病の治療は、長期に渡ります。そして、個人個人に合わせた治療――オーダーメード治療が重要です。

パーキンソン病のさまざまな症状はドパミンが不足することで起こります。それらの症状は、体内でドパミンに変わるL-ドパなどの抗パーキンソン病薬を服薬することによって改善が可能となります。きちんと薬を服用していれば、発症から10年以上経っても、症状のない人とほぼ同じように生活することもできるのです。ただし、症状の出方や薬の吸収率は患者さんそれぞれに異なるので、主治医はその人に合わせて、治療薬の量や種類を調整します。これが長期に渡るオーダーメード治療の意味です。

中心的な治療薬、L-ドパはとてもよく効く薬です。しかし、過去には、この薬を早く服用し始めると薬効時間が短くなるとか、意図しない不随意運動が出やすいといった運動合併症が問題になりました。そのためかつては、初期の頃はからだに不便があっても我慢して服薬を遅らせるほうがよい、あるいは弱い薬（ドパミン受容体刺激薬）でできるだけ我慢してもらうのがよいだろうという考え方がありました。

しかし、現在はきちんと薬を使い、症状を改善させるほうが病気の進行が遅くなることがわかっています。また、さまざまな薬の組み合わせにより副作用を抑えることもできます。早期であっても薬をきちんと調整し、からだが自然に動く状態を保つことが現在の治療法の主流です。

治療はオーダーメード

パーキンソン病の薬物治療は個人個人に合わせたオーダーメード

症状の出方
で調整

薬の吸収率
で調整

治療薬の量
で調整

治療薬の種類
で調整

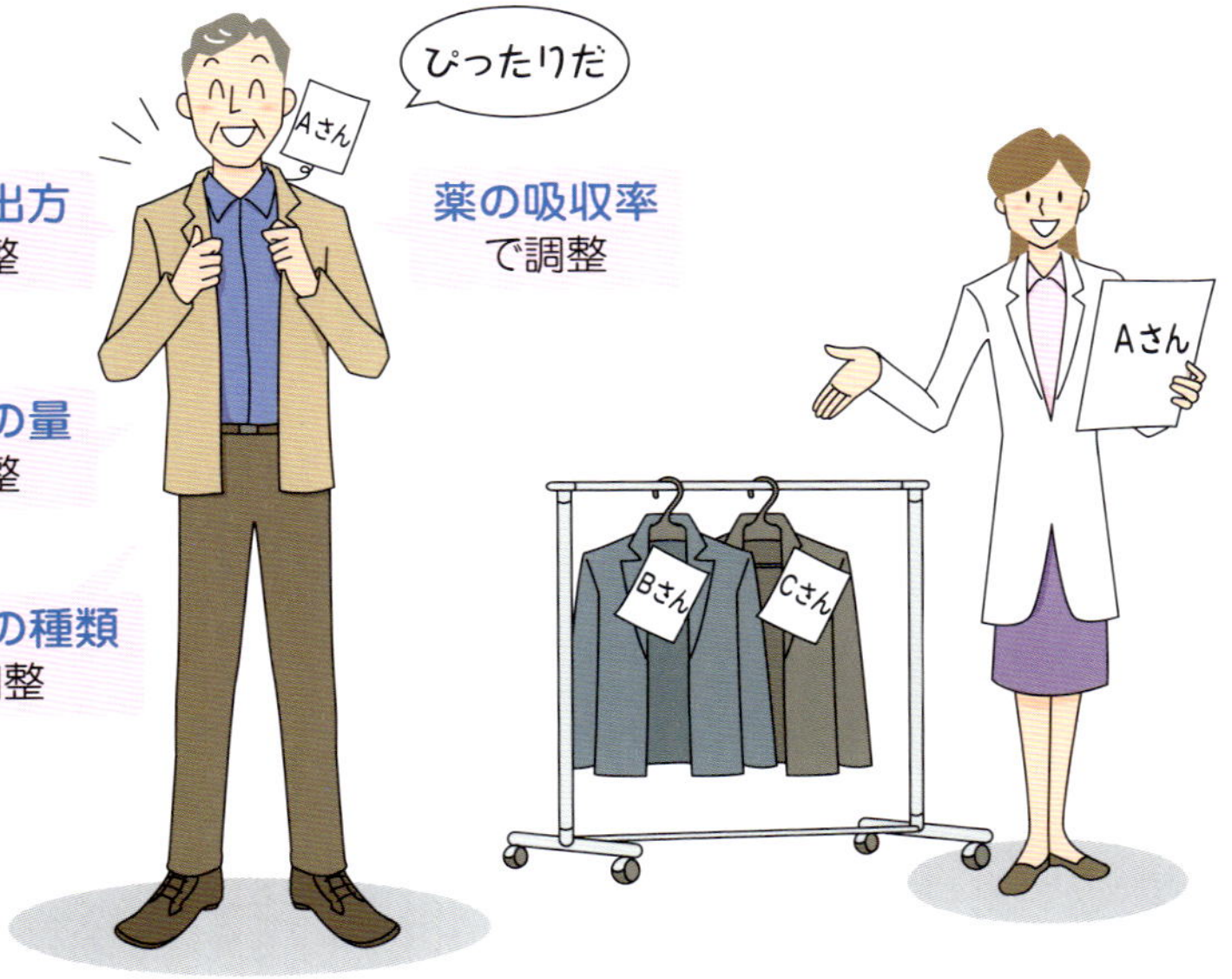

中心的な薬は「L-ドパ」

L-ドパは体内で不足しているドパミンを補う薬。適切な薬物治療により、症状を改善し、薬の組み合わせで副作用も抑えることができる

＋ さらに

からだの状態に合わせてしっかり（126頁以降を参考に）運動をする（1日30分程度）

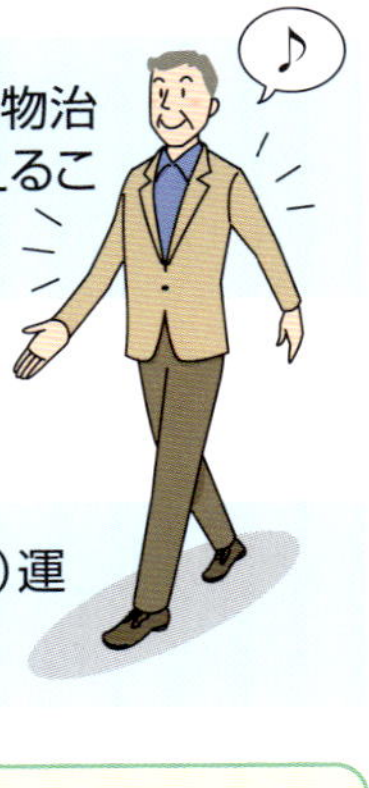

早くから症状に合わせてしっかりと薬を調整してもらうこと、処方された薬を正しく飲み続けることが大切

治療は〝薬物療法＋リハビリ〟が中心

パーキンソン病治療の中心となるのは、薬物療法とリハビリテーションです。病気の進み方には個人差がありますが、初期のほうが進行するスピードが速いため、早めに適切な治療（薬の処方）を受けて、規則正しい生活（薬の服用、積極的なリハビリ）を送ることが大切です。

初期には「からだが不自由でもがまんできる範囲だから薬を飲みたくない」と思うかもしれません。また、慣れないと「時間どおりに飲むのは面倒だ」と思いがちです。

このような勝手な判断で薬の飲み方を変えてしまうと、薬が効いているのか判断できなくなり、主治医が病状に合わせて的確な薬を処方することが難しくなります。

きちんと薬を服用して、からだを動かしやすい状態に維持することは大切です。これは、リハビリを行うためでもあります。動きにくいからと動かないでいると、関節が硬くなり、筋肉を使わないために筋力が弱くなってしまいます。こうなると、リハビリをしても効果はなかなか上がりません。

からだを動かしているほうが症状は改善されやすく、軽度であれば症状が消えてしまうことも少なくありません。

薬の副作用が強くて薬物療法が十分できない場合には、脳深部刺激療法（116頁）という手術によって症状の改善を図る場合もあります。ただし、75歳以上の高齢者、高度の認知障害や脳の萎縮がある場合、高度のうつを併発している場合など、手術が受けられない方もいます。

治療は薬物療法とリハビリテーションを中心に

パーキンソン病の治療の中心

＝

薬物療法

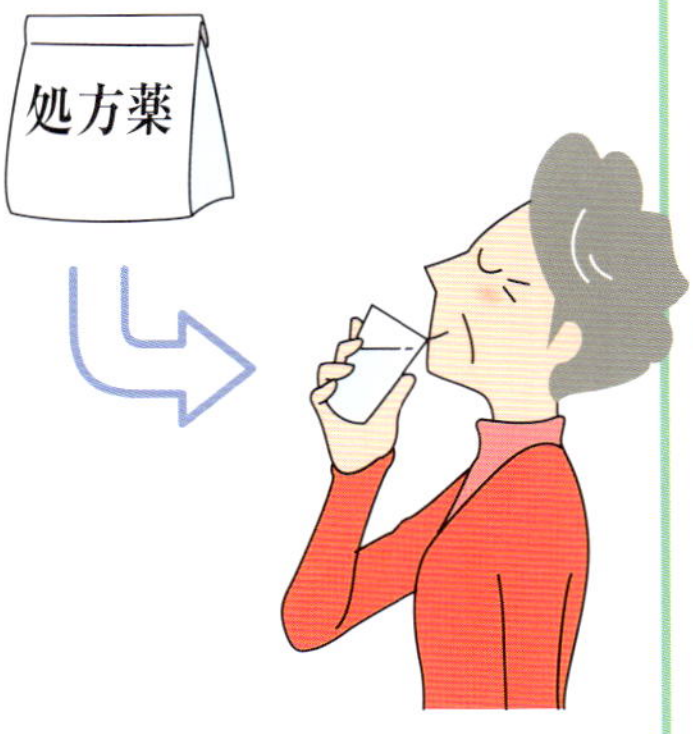

きちんと服用し、からだを
動かしやすい状態に維持

＋

リハビリテーション

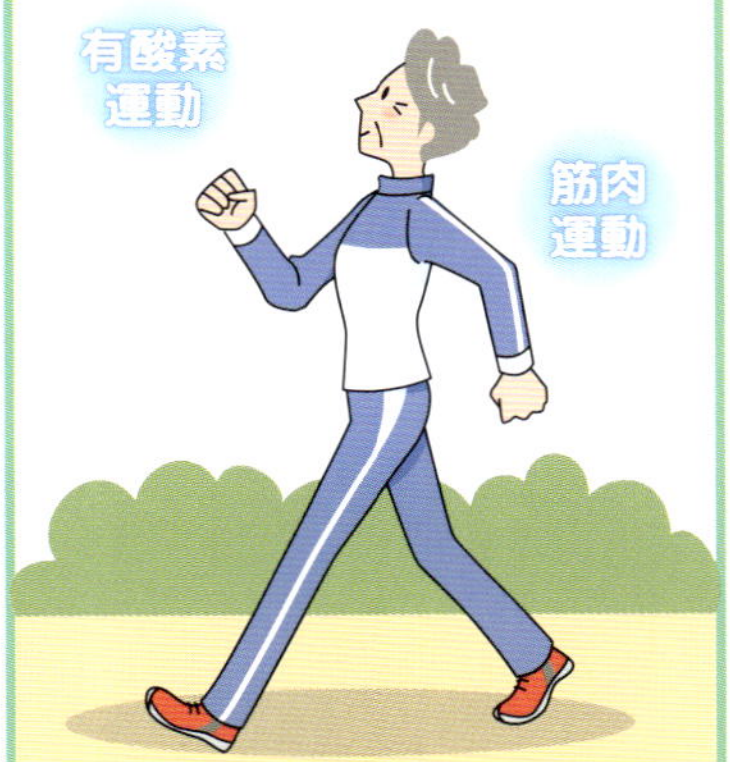

初期から積極的に
リハビリを行う

補助的な療法――手術療法（116頁）

- L-ドパは効くが、不随意運動や症状の変動が激しい人が対象となる
- 高齢者、高度の認知障害がある場合など手術の対象にならない人もいる

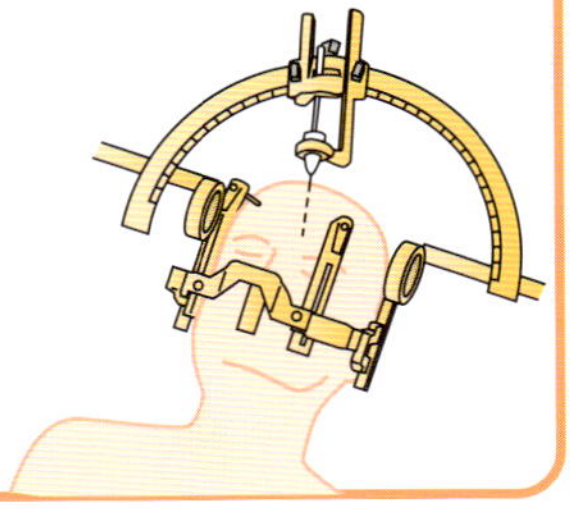

治療は患者・家族・医師の共同作業

どんな病気にもいえることですが、病気を治したり病状を改善させるのは、患者さん本人です。医師はその手伝いをするにすぎません。パーキンソン病でもそれは同じで、患者さん本人、患者さんを支える家族や周囲の人々、そして、医療スタッフがそれぞれの役割を果たせたときに、治療の成果はより高まります。

パーキンソン病の場合、治療を妨げる大きな原因は薬の勝手な増減や飲み忘れです。ですから、患者さんは、それぞれの薬の働き方を理解し、処方どおりの服用を続けることが重要です。もちろん、わからないことは医師に説明を求めてください。同時に、積極的なリハビリを続けてからだの動きを維持しましょう。また、ご自身の症状をよく観察してください。とくに、意欲の喪失、睡眠障害、便秘などの非運動性の症状は、患者さんが話さないとなかなか医師には伝わりません。こういった症状にも対策はありますので、ぜひ、困っていることを医師や看護師にお話しください。

ご家族や周囲の人は、患者さんの運動症状や非運動症状について理解しておき、ご本人の様子を客観的に把握することが大切です。たとえば、リハビリの体操やウォーキングをいっしょに行うこともよいでしょうし、本人が努力していたら「動きがよくなった」「姿勢がよくなってきた」など、小さな変化を目にとめて声をかけることも、支援になります。

また医師も、ご本人や家族と信頼関係を築くよう努力し、医療スタッフがチームとして患者さんを受け入れる体制をつくります。このように治療を共同作業として進めていくことが大切です。

パーキンソン病の治療は共同作業

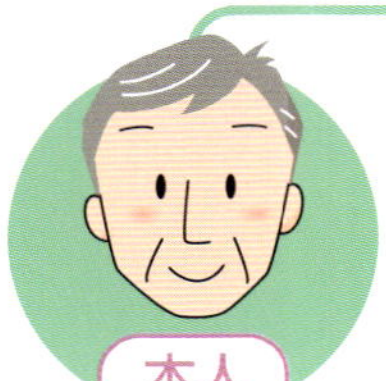

本人

- 自分の症状について観察する
- パーキンソン病や抗パーキンソン病薬について学ぶ
- 薬を正しく服用、積極的にリハビリを行う

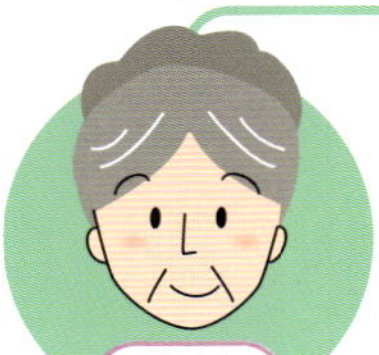

家族

- パーキンソン病を理解する
- 本人の運動症状、非運動症状（22～26頁）について客観的に把握する。
- 身体面だけでなく精神面への支援も重要

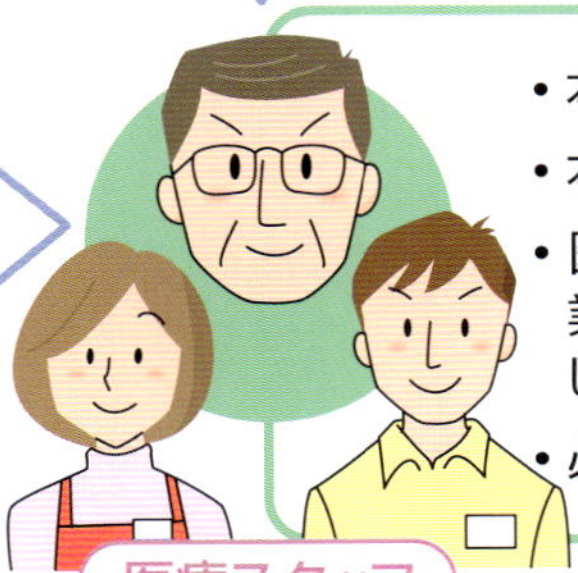

医療スタッフ

- 本人、家族から適切な聞き取りをする
- 本人、家族の疑問には適切に答える
- 医師だけでなく、看護師、理学療法士、作業療法士、言語聴覚士など医療チームとして患者と家族を受け入れる
- 必要があれば、かかりつけ医と連携をとる

本人、家族、医療スタッフが「チーム」として治療を進めていくのが理想

知っておきたいパーキンソン病治療に伴う症状

不随意運動（ジスキネジア）とは

パーキンソン病の患者さんは、個々人によって補充すべきドパミン量が異なります。治療では、ドパミンがちょうどよい量になるように患者さんに合わせて調整します。

薬を調整する過程で、薬を飲むと意図せず手足や肩など、くねくねと動いてしまう〝不随意運動（ジスキネジア）現象〟が出る場合があります。この動きは、薬の濃度が高いとき（薬が効いている時間帯）に出ることが多く、薬が多すぎる（効きすぎている）ことの現れといえます。

補充されるドパミンが少なくて動けないのも困りますが、あまり不随意運動が強いと疲れてしまうので、こうした場合は薬の量を少し減量します。また、頻度は少ないのですが、薬の効き始めや薬の効果が切れる直前に不随意運動が出現することもあります。この場合は薬の種類を変えたり、服薬する時間を調整して、血中濃度が下がる時間帯をつくらないようにします。もちろん、こうした服薬に関する判断は、医師が行いますので、からだの動きで困ったことがあったら、まずは主治医に相談しましょう。

不随意運動だけでなく「ジストニア」[*]というからだが突っ張るような症状が出たり、パーキンソン症状であるふるえとジスキネジアとの区別がつきにくいこともあります。何か困った動きがあるときには、いつ（薬が効いているときか・効いていないときか）、どのような動きなのか（場合によってはビデオで記録するなどの手段を使う）を主治医に伝えると、治療の役に立ちます。

不随意運動（ジスキネジア）の特徴

手足や肩など、からだが意図せずにくねくねと動いてしまう現象を「不随意運動（ジスキネジア）」という

手足の不随意運動

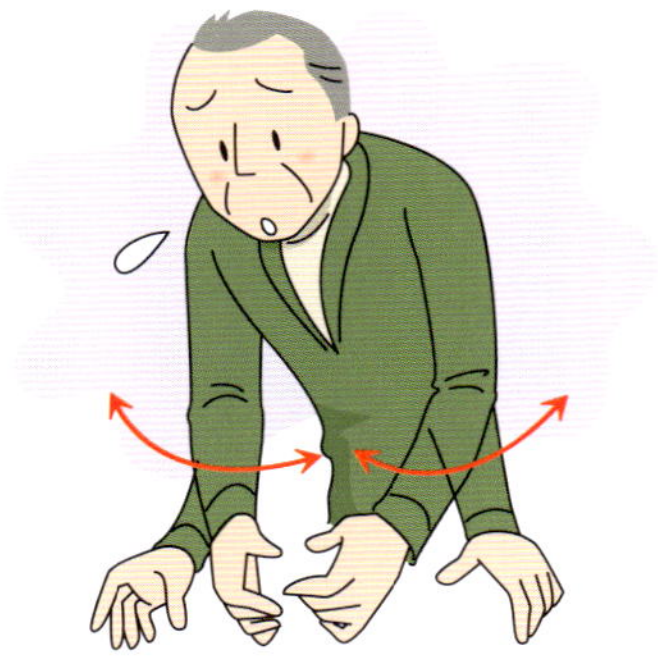

手足が自分の意思と関係なく動いたり、からだ全体が勝手に動いてしまう。振戦（ふるえ）と間違えることもある

口の不随意運動

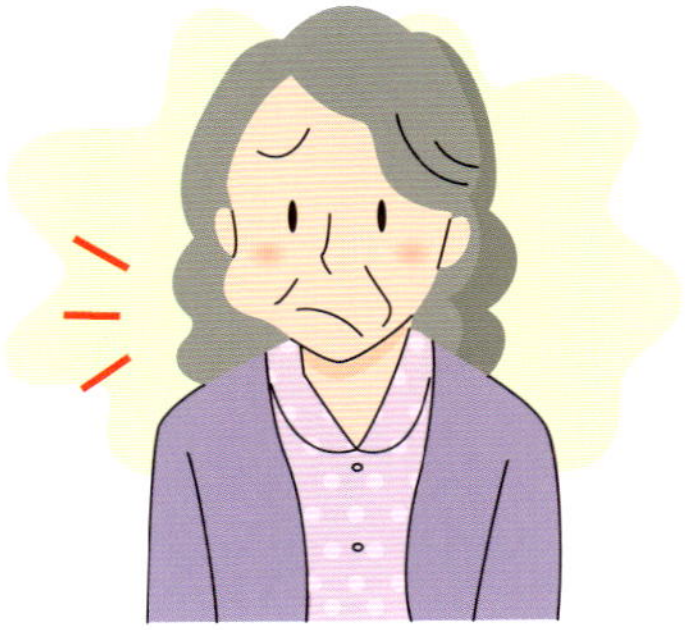

口や舌が自分の意思と関係なく動いてしまう。何も食べていないのに、何かを食べているような動作に見えることがある

痛みを伴うジストニア

早朝、足の指が引きつって痛むのは、寝ている間に薬の効き目が切れてしまうことが原因の場合がある

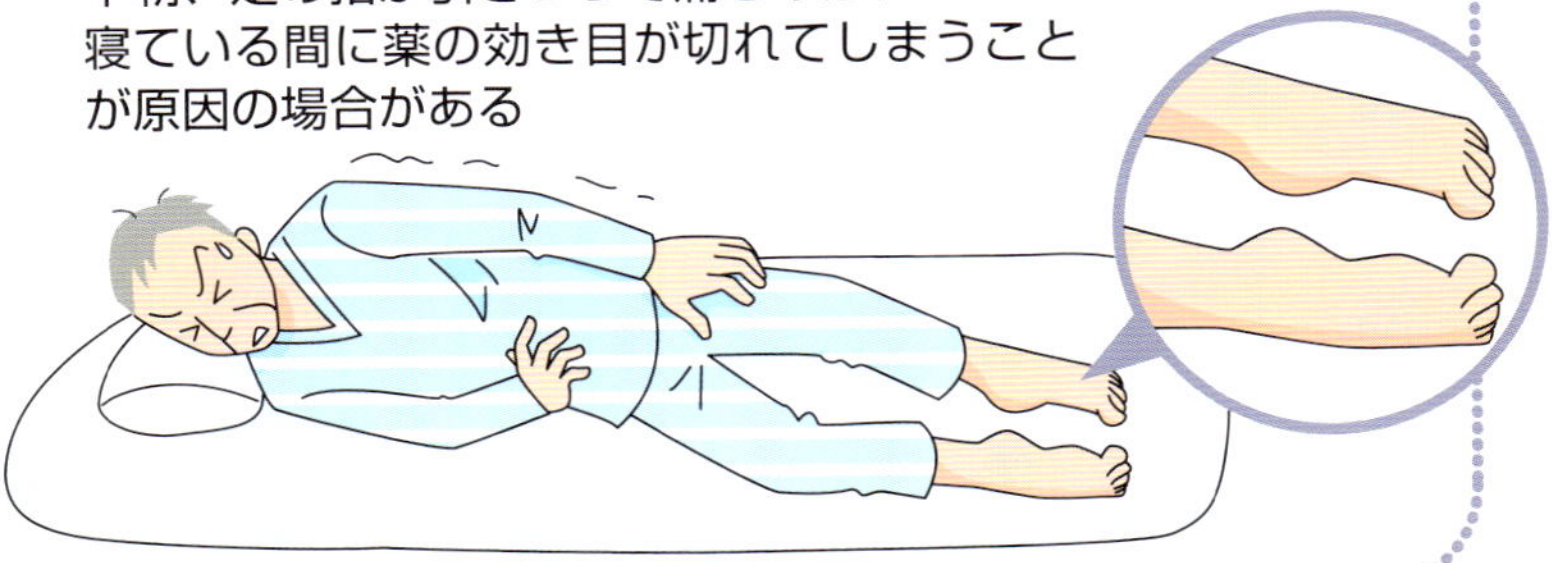

「ウェアリング・オフ現象」とは

治療を長く続ける患者さんのなかには、「ウェアリング・オフ現象」を経験する人もいます。治療の初期には、三食後にL-ドパを服用すれば1日中効果が持続します。しかし、治療期間が長くなると、服薬によってL-ドパの血中濃度が上昇すると症状が改善するものの、一定時間後に薬の濃度が下がるとふるえが出たり、動きにくくなるというように、薬の効き方に変動が出ることがあります。このように、薬の効果が途切れる時間帯が出ることを、「ウェアリング・オフ現象」といいます。この現象は比較的若くパーキンソン病を発症した方に多く、70歳以上で発症した患者さんには出現しにくく、また出現したとしても軽度であるという特徴があり、必ず全員に出る症状ではありません。

薬の効き方に日内変動がある場合は、薬が効いている時間帯を「オン時間」、その状態を「オン状態」などといい、効きめが悪くなる時間帯を「オフ時間」、「オフ状態」といいます。オフ状態になると、患者さんは動きがゆっくりになったり、前傾姿勢になったりします。これはL-ドパの特徴、すなわち有効成分の血中濃度が上がりきってから約半分になるまでの時間（半減期）が短いことに関連します。病気の初期には神経細胞も元気ですから、いったん放出されたドパミンを、細胞の末端から取り込んで保存し再利用しますが、経過が長くなると神経細胞の数が減り、放出したドパミンを再取り込みして保存する場所が少なくなり、このため、L-ドパの効果を維持させるのが難しくなるのです。

しかしながら、この現象もL-ドパの投与量を増やしたり、L-ドパに比べて薬の半減期が長いドパミン受容体刺激薬（94頁）を増量したり、ほかの薬を組み合わせるなど薬を調整することで改善が可能です。

治療期間が長くなるとウェアリング・オフ現象が出ることも

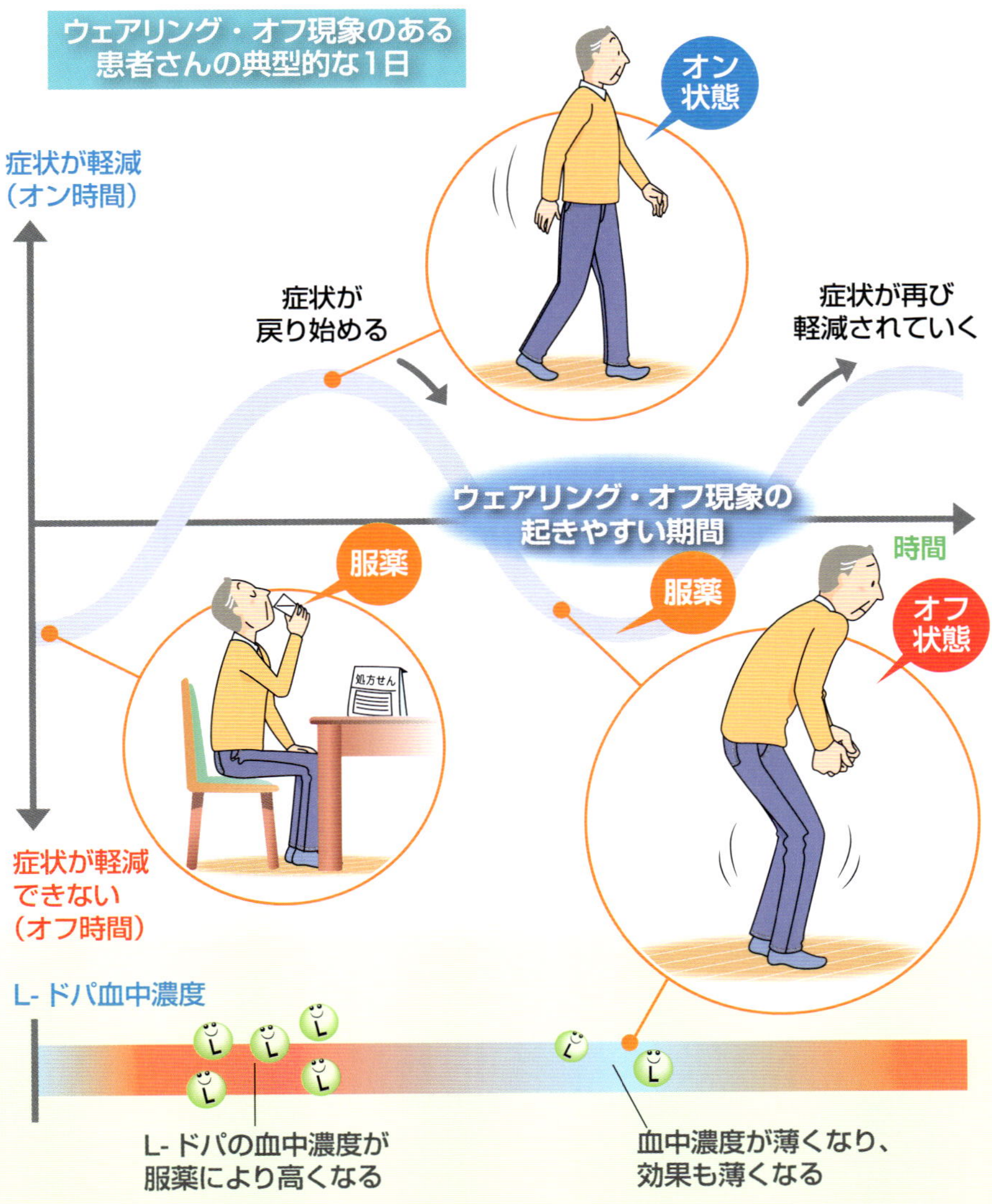

ウェアリング・オフ現象は、薬を調整することで改善できる。
また、70歳以上でパーキンソン病を発症した人にはほとんど出ない。

精神症状に気づいたら早めに相談する

パーキンソン病があると脳内のドパミンの不足により、気分の落ち込みや不安などが生じることもあります。患者さんのおよそ30％は、からだの症状が出る前からうつ症状や不安症状が出現するともいわれています。これらの症状が強いと、患者さんの意欲が低下し、生活の質*（Quality of Life＝QOL）も下がってしまいます。正しく治療すれば改善しますので、本人や家族はこうした精神症状が出る可能性についてきちんと把握しておくこと、また、症状に気づいたときには早めに医師に相談することが大切です。

パーキンソン病患者さんの代表的なうつ症状は、自発性や意欲の低下、集中力の低下、不安感、疲労感、倦怠感などといわれています。物事への興味や関心を失いがちな一方で、通常のうつ病と比べると、憂《ゆう》鬱《うつ》な気分に陥《おちい》ったり、喜びの感情を失ったりといったことは少なく、自責感*や挫折感も少ないとされています。ただし、パーキンソン病患者さんは、身体的な症状として、表情や動作が乏しくなったり、声が小さくなっったりすることがあります。すると会話を含むコミュニケーションが活発でなくなりますが、こうしたパーキンソン病の身体的な特徴による影響と、うつ症状とを区別してとらえる必要があります。うつ症状までいかなくとも、病気によるストレスや、薬の副作用などにより、病的な強い不安にとらわれる患者さんもいます。

また、薬の影響で、幻聴や幻臭、幻視などを体験する場合もあります。幻覚により怒りや恐怖などの悪感情が刺激されることがあっても、治療すれば改善することができます。

精神症状に気づいたら早めに医師に相談する

❶ うつ症状

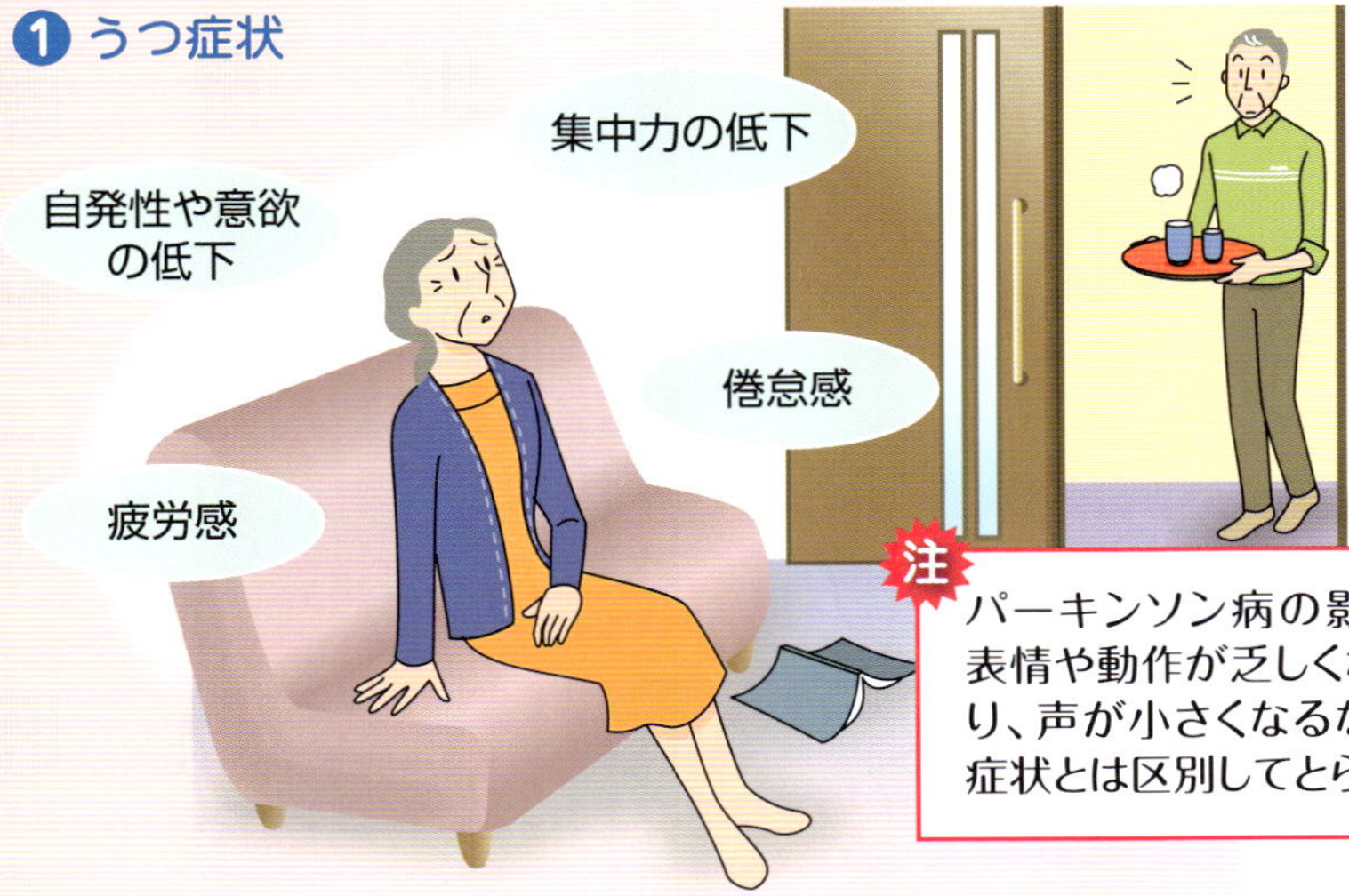
集中力の低下
自発性や意欲の低下
倦怠感
疲労感

注 パーキンソン病の影響で表情や動作が乏しくなったり、声が小さくなるなどの症状とは区別してとらえる

❷ 不安症状

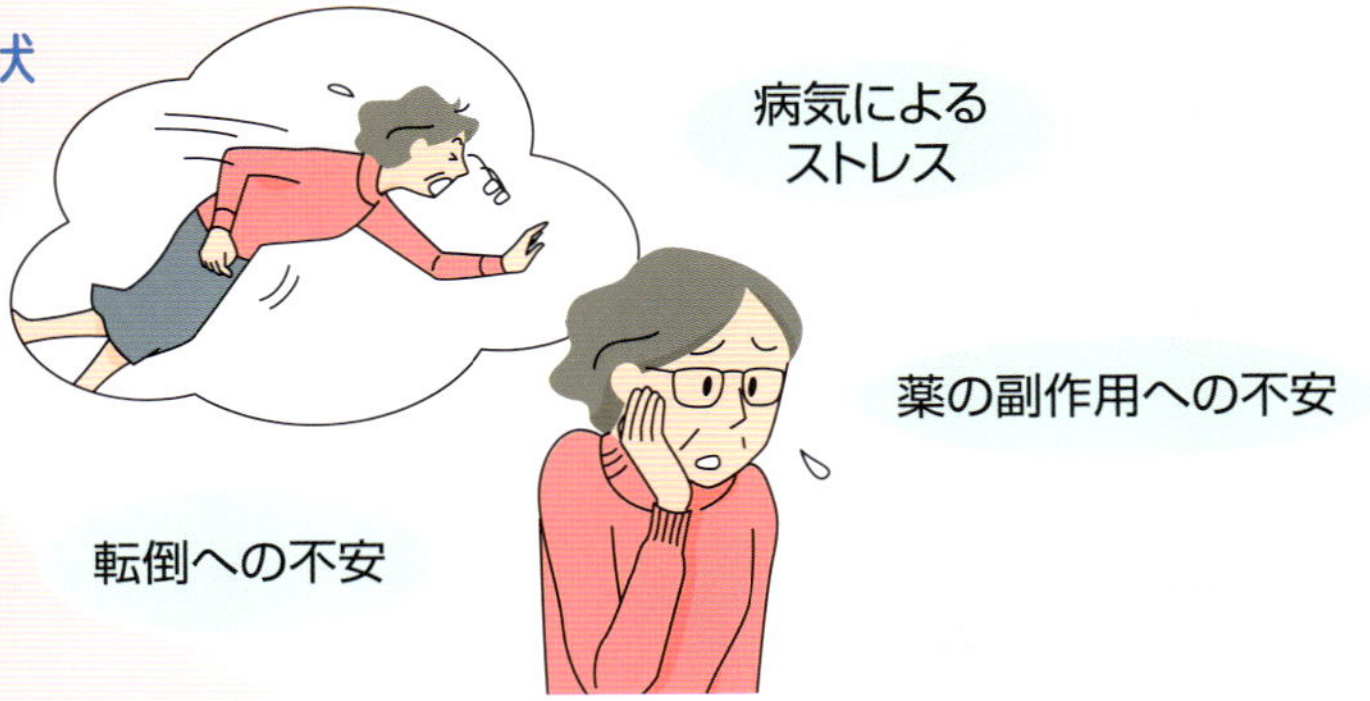
病気によるストレス
薬の副作用への不安
転倒への不安

治療を受けてこれらの症状やストレスなどが軽快すれば、パーキンソン病そのものの治療に専念できる

症状が進むと認知症状が出ることもある

すべての人に起こるわけではありませんが、パーキンソン病の症状が進むと、認知症状を発症する場合もあります。これまでの報告から、次の❶〜❸の条件があると、パーキンソン病発症後に認知症を併発する可能性が高くなることがわかっています。❶パーキンソン症状が重度である（歩行や姿勢反射に高度の障害がある）、❷高齢になってからパーキンソン病を発症、❸パーキンソン病と診断されたときにすでに認知症の前段階である――場合です。

38頁でも述べたように、パーキンソン病とレヴィ小体型認知症は、いずれも「レヴィ小体病」です。この2つの病気には共通する項目が多いことから、パーキンソン病に伴う認知症状は、多くの面でレヴィ小体型認知症と共通します。

たとえば、初期のころには物忘れや記憶力の低下はあまり見られません。それよりも、ないはずのものが見える（幻視）とか、目の前のものを違うものとして認識する（例：壁のしみが人に見える）、誰か他人が部屋の中にいると感じる、といった訴えがあります。また、あるときはしっかり意識があるのに、直後にぼーっとしてしまうなど、意識状態が一定しないことがあったり、ときには、整形外科などで問題がないといわれてもからだが痛んだり、眼科では異常がなくてもものがかすんで見えるという人もいます。

認知症が発症する前には、睡眠リズムの障害、無気力、注意の欠損などが起こりやすいといわれています。こうした症状に気づいたら、主治医に相談してください。必要があれば精神科や老年病科、物忘れ外来*などを紹介してもらえます。

認知症を併発しやすい可能性

認知症を併発するリスク因子

❶ パーキンソン症状が重度である

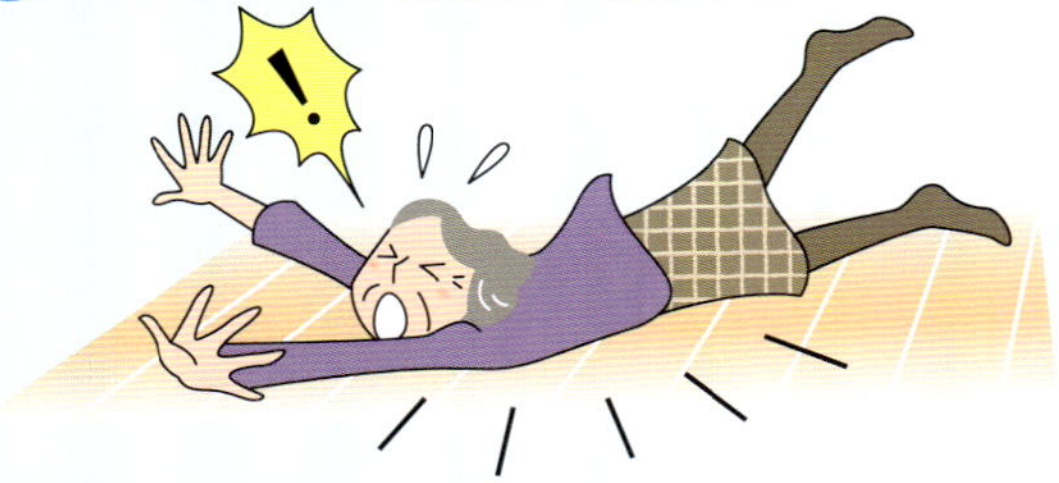

- 歩行障害＝すくみ足、突進歩行
- 姿勢反射障害＝まっすぐ立てない、転倒を繰り返す

❷ パーキンソン病発症時にすでに高齢であった

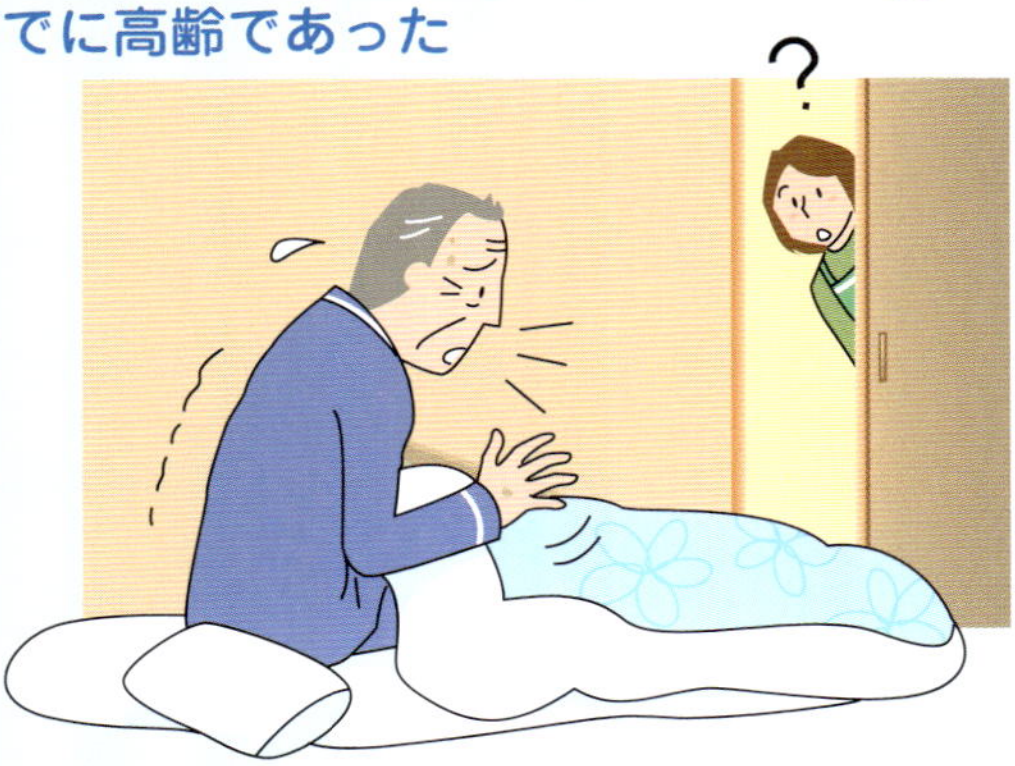

❸ 認知症の前段階にある

例

- 睡眠リズムの障害
- 無気力 ・注意力欠損

パーキンソン病による認知症は、レヴィ小体型認知症（38 頁）と症状が共通する点が多い

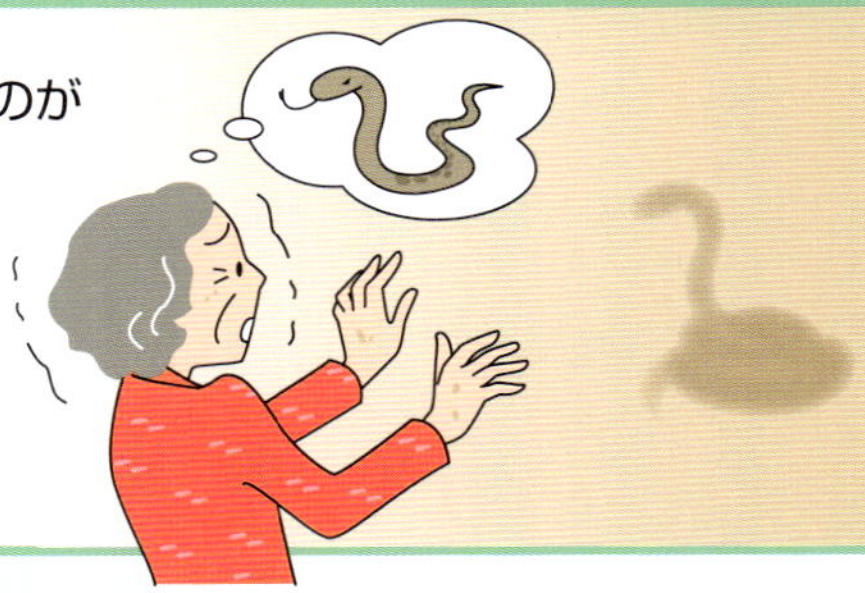
ないはずのものが
見える幻視
他人が部屋の中に
いると感じる
目の前の
ものが違う
ものとして
見える

複数の原因により睡眠障害が出ることも

パーキンソン病があると睡眠障害が出ることがあります。これは、パーキンソン病そのものにより自律神経がうまく働かなくなって生じたり、薬による副作用だったり、また、うつ症状や認知症状の影響によるもの、もしくはこれら複数の原因が重なって生じます。

睡眠障害には、うまく寝つくことができない「入眠障害」や、寝ついてしばらくすると目覚めてしまう「中途覚醒」の他、布団に入ると足がムズムズして眠れない「むずむず脚症候群」などがあります。

入眠障害は、直接的にパーキンソン病と関連することはなく、パーキンソン病患者さんに多いわけでもありません。ただし、日中の活動量が少なかったり、昼寝をたっぷりとった場合などは、就寝時刻になってもなかなか眠れません。日中にはしっかりリハビリをするなど積極的に活動し、昼寝の時間を1時間以内にするなどで生活リズムを整えましょう。

また、夜間に抗パーキンソン病薬の効きめが薄くなって寝返りを打てず、その不快感で中途覚醒したり、早朝にジストニア（筋肉が固くなるなど）を起こして目覚めることがあります。これらは、就寝時に服用する抗パーキンソン病薬を調整することで症状が収まる場合があります。「むずむず脚症候群」も薬の調整で対処が可能です。日中の眠気や前ぶれなく突然眠り込んでしまう突発性睡眠は、原因が抗パーキンソン病薬であることが明らかな場合は、使っている薬を変更することで対処できます。

十分に睡眠がとれないのはつらいものですが、治療法はいろいろあります。困っていることを主治医に伝えることで、いっしょに対策を練れば、病気をコントロールすることは可能です。

非運動症状として睡眠障害が出ることもある

睡眠障害の種類

●中途覚醒
寝ついてもしばらくすると目覚めてしまう

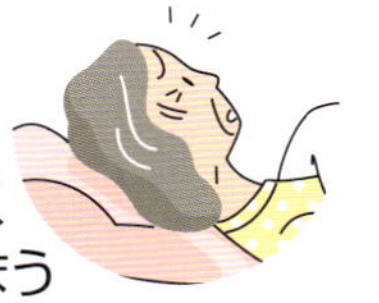

●入眠障害
布団に入ってもなかなか寝つけない

●むずむず脚症候群
眠ろうとすると、両足がムズムズしたりカッカとほてって眠れない

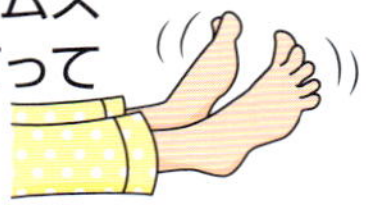

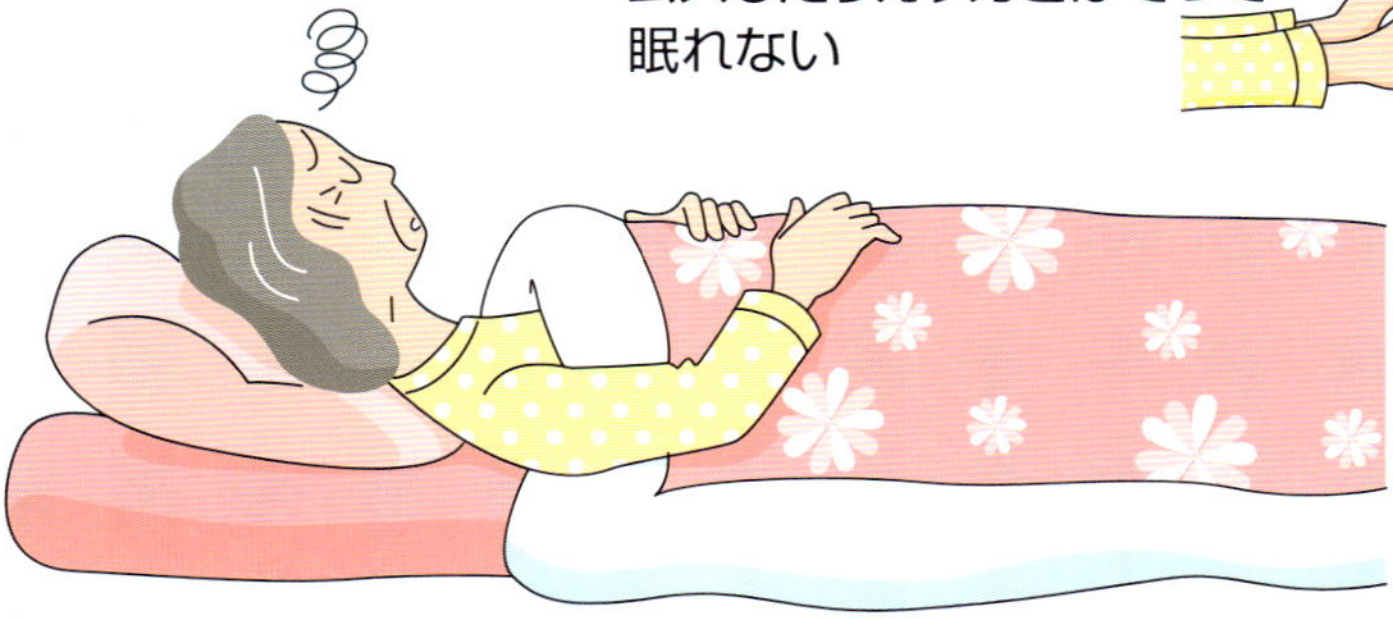

対策

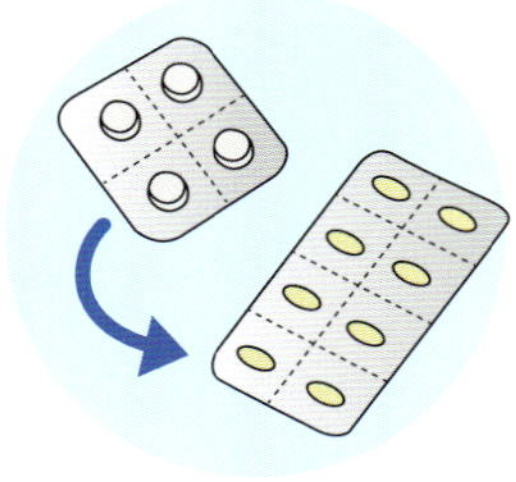

・就寝時に服用する抗パーキンソン病薬を調整する（変更する）

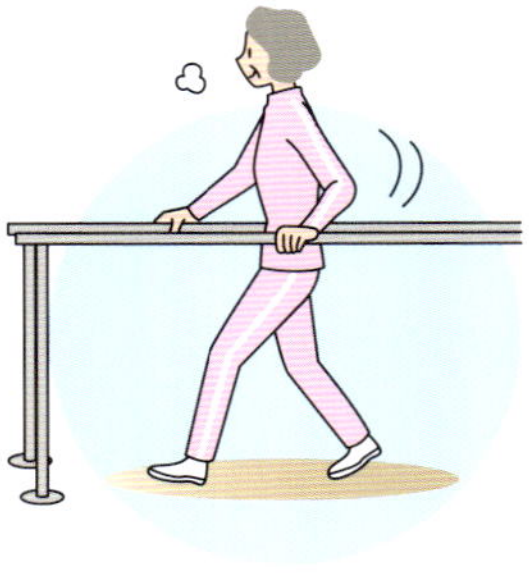

・日中にリハビリをしっかりする

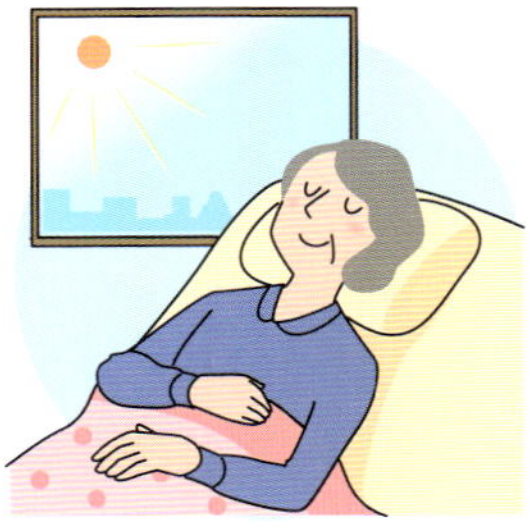

・昼寝は1時間以内にする

column

再生医療とパーキンソン病 再生細胞の移植治療も見えてきた!?

再生医療とは、けがや病気などで欠損したり、機能不全を起こした組織がある場合、そこに人工的につくりだした組織を移植して再生させることを目指す医療です。本来ならば、からだの各組織に分化する細胞は、胎児期にしか形成されません。しかし再生医療では、からだのどんな細胞にも変化できる〝胚性幹細胞〟や、皮膚細胞など自分の体細胞を取り出し特定の遺伝子を注入して〝初期化〟することで万能細胞化できる〝iPS細胞〟の作製に成功し、今後の発展に期待が高まっています。

ご存知のとおり、パーキンソン病は、脳の黒質のドパミン神経細胞が減ってしまうことが原因です。ですから、患者さん本人の細胞からつくった万能細胞をドパミン神経細胞に誘導して培養し、脳に移植することができれば有効な治療法になりえると考えられています。

2014年3月には、京都大学iPS細胞研究所のグループが、細胞の大量培養やがん化する危険性のある細胞の除去などの課題を解決し、本格的な臨床研究に向けた手法を確立したと発表しました。安全性を確認する審査などを経て、2016年からは患者さんへの移植を行うことを目指しています。

着実に実用化が進んでいる一方で、一般的な治療法として確立させるには現時点ではまだいくつか課題もあります。最大の問題は、患者さん本人の細胞からiPS細胞をつくるには多額の費用と時間がかかることです。

移植だけでなく、創薬や病気の原因解明にもiPS細胞など万能細胞が使われています。日本国内で行われた研究で、2012年にパーキンソン病患者さんから作製したiPS細胞を用いて、患者さん本人の脳内で起きている神経細胞の変化のメカニズムを再現することに成功しました。今後こうした研究が発展すれば、パーキンソン病の発症原因の解明、根本的な原因に作用する薬剤の開発、および予防方法も確立され、パーキンソン病治療が大きく前進すると考えられています。

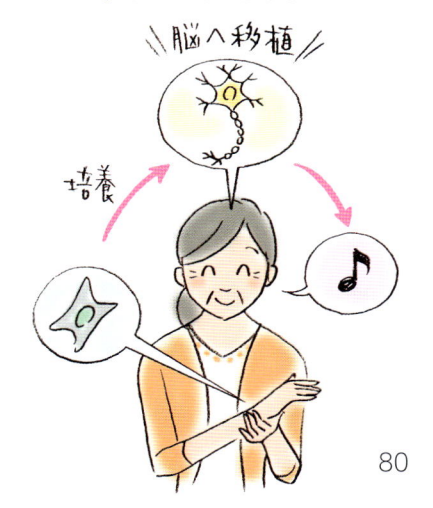

第3章

The third chapter

パーキンソン病治療の実際

パーキンソン病の治療の中心は、薬物療法です。主治医は、それぞれの患者さんの状況に合わせ、適切な組み合わせで処方します。第3章ではそれぞれの薬の概説と効果を最大限引き出す服薬のためのポイントなどを解説します。また、薬の副作用が強くて薬物療法に適さない人のための手術療法も紹介します。

最新のパーキンソン病「ガイドライン」と治療

Lードパを治療の当初から使うことも

多くの病気には、診療の指針や目安となる〝ガイドライン〟があります。パーキンソン病に関しても同様で、新しい薬の開発や研究データなどを根拠に、改訂を重ねてきました。最新のガイドラインは、2011年に発表されたものです。

従来と変わった点は、早期の治療薬の選択です。前述のように、パーキンソン病の中心的な治療薬は、Lードパとドパミン受容体刺激薬ですが、これまでは治療のスタート時には、比較的効き方がマイルドなドパミン受容体刺激薬を使うほうがよいのではないかと思われていました。

しかし、現在のガイドラインでは、●高齢者（70歳以上）、●認知機能に障害がある、●症状が重い、●とくに転倒の危険がある場合など——は、治療開始時からLードパを使用することが推奨されています。また、たとえば早く運動障害を改善してコントロールしないと仕事に影響が出そうな人など、当面の症状を改善させる必要のある場合も最初からLードパの処方を検討します。

より軽症の場合は、ドパミン受容体刺激薬で治療をスタートし、症状に応じて増量したり、Lードパを加えたりします。

いずれにしても、患者さんの状況は千差万別です。主治医は、ガイドラインを踏まえつつ、患者さん一人ひとりに合わせて最適な治療を選択します。

最新のパーキンソン病治療ガイドライン

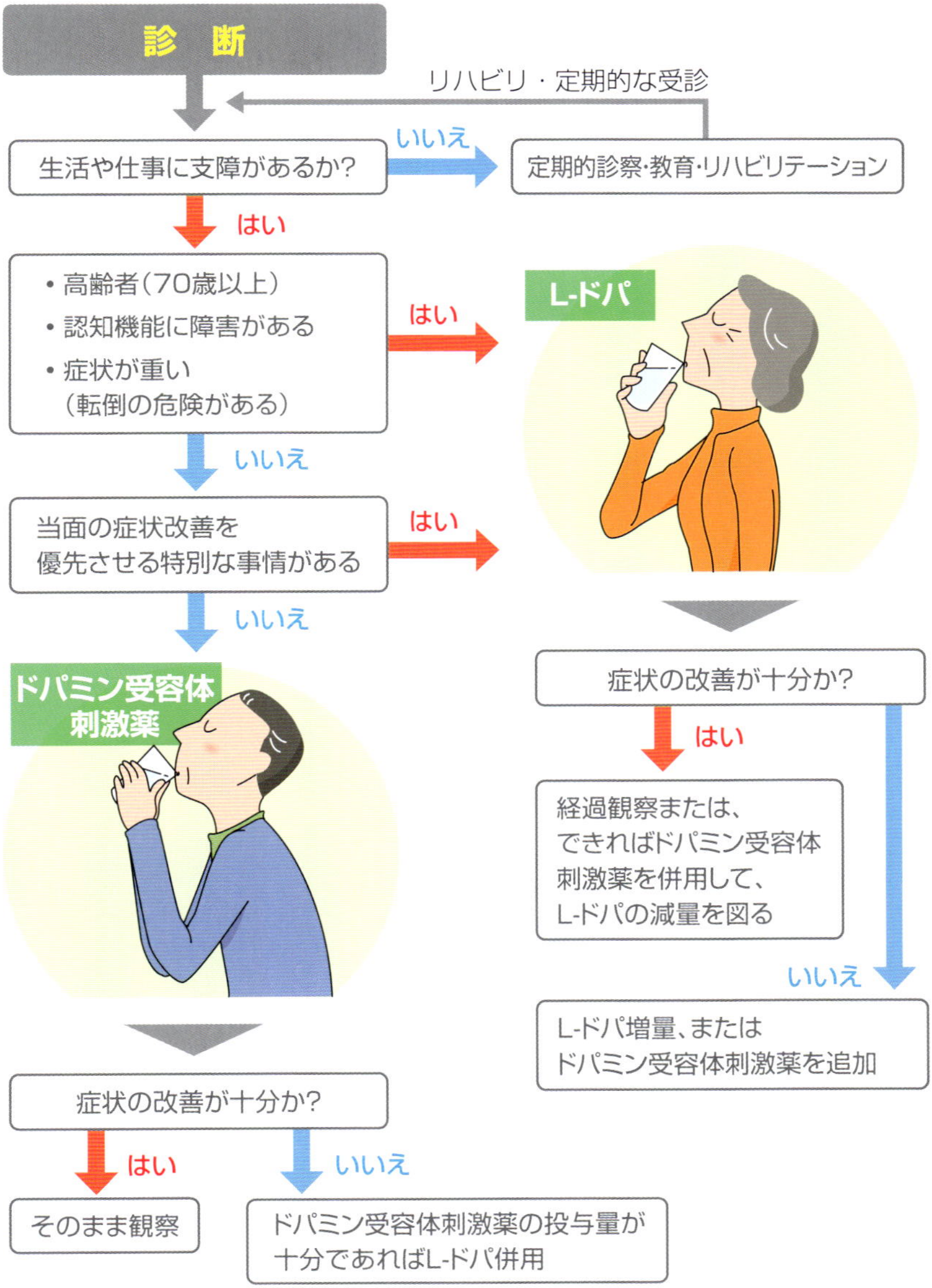

(出典：パーキンソン病治療ガイドライン2011　より一部改変)

抗パーキンソン病薬を服用する際、知っておきたいこと

パーキンソン病はゆっくりと進む進行性の病気です。ですから、レードパやドパミン受容体刺激薬など〝抗パーキンソン病薬〟と総称される薬との付き合いは一生に及びます。それぞれの薬の特徴は92頁以降で詳しく説明しますが、これら抗パーキンソン病薬を服用する際に、共通する注意点をまとめてみました。

❶薬の吸収の度合いには個人差があります。病歴や症状が似ていても、患者さんによって服用する薬の種類や量が異なることは多々あります。ほかの人と服薬の内容を比べて不安になる必要はありません。

❷とくに若年で発症した場合、長期に抗パーキンソン病薬を服薬していると、1日のうちに薬の効いている（オン状態）時間帯と、薬が効かずに動きにくくなる（オフ状態）時間帯の差が顕著になることがあります。この日内変動をできるだけ少なくするために、主治医は、随時、薬の組み合わせや飲み方、量を調整します。

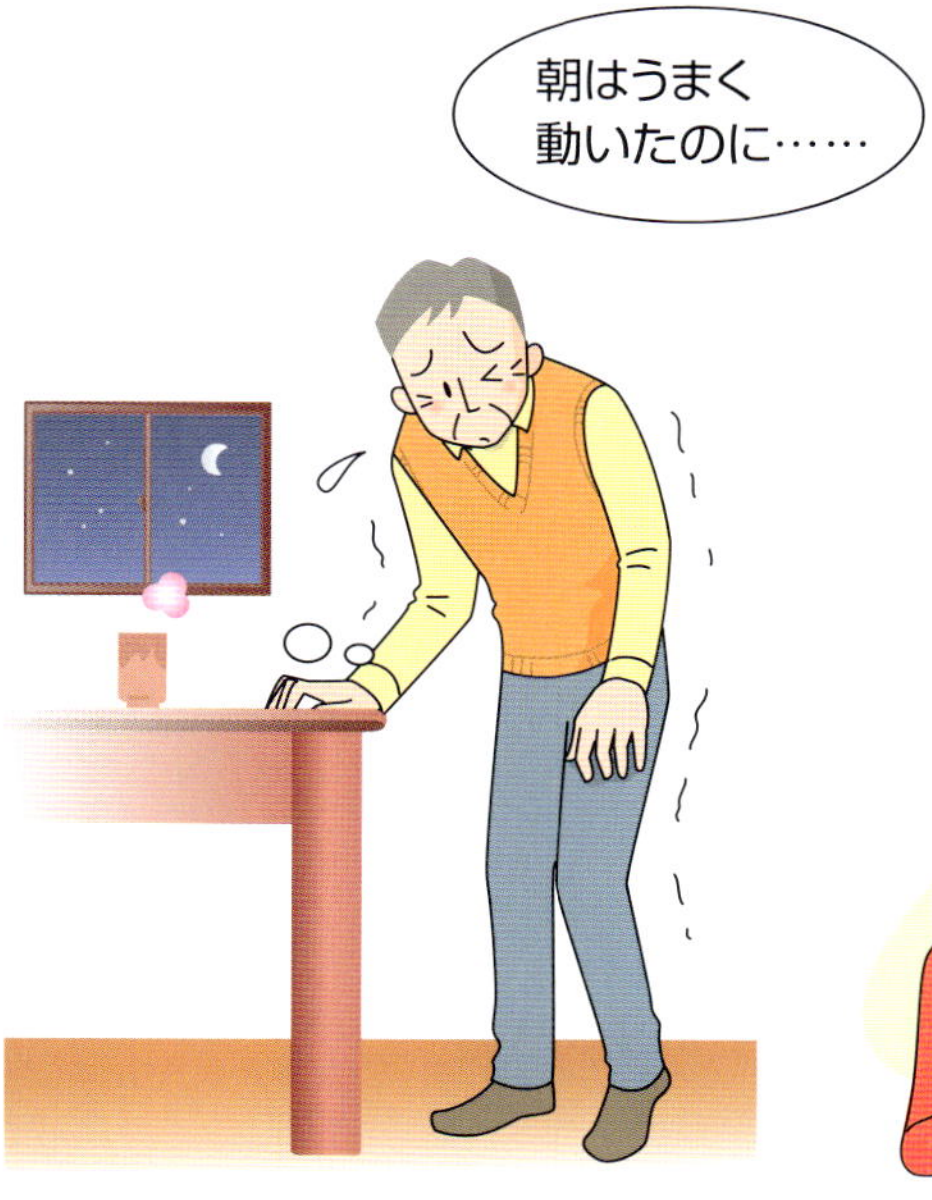
朝はうまく
動いたのに……

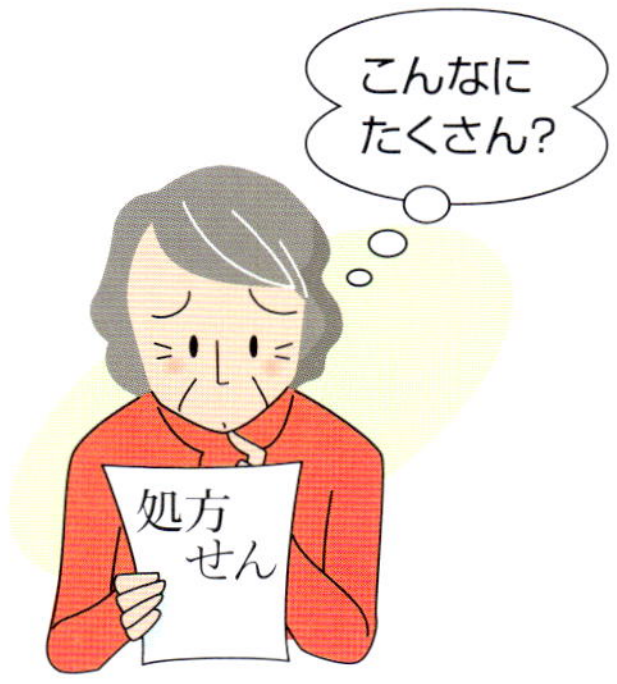
こんなに
たくさん？
処方
せん

❸発症してすぐのほうが、ドパミン神経細胞の減少速度は速く、時間が経つと徐々に遅くなります。こうした変化に合わせて服薬量や種類が調整されます。

❹比較的若い年齢で発症すると、不随意運動（ジスキネジア＝70頁）、ウェアリングオフなどの運動合併症が出やすいので、若年者は運動合併症が出にくいドパミン受容体刺激薬を中心に処方されることが多いです。

❺高齢で発症した人は、若い人に比べて運動合併症は出にくく、幻覚、便秘など非運動症状の副作用が出やすいので、Lードパを中心に処方されます。

❻運動を行わず筋肉が萎縮して動きにくくなったり、不安のためにふるえが出る場合は、抗パーキンソン病薬では改善しません。積極的な運動、リハビリテーションが重要です。

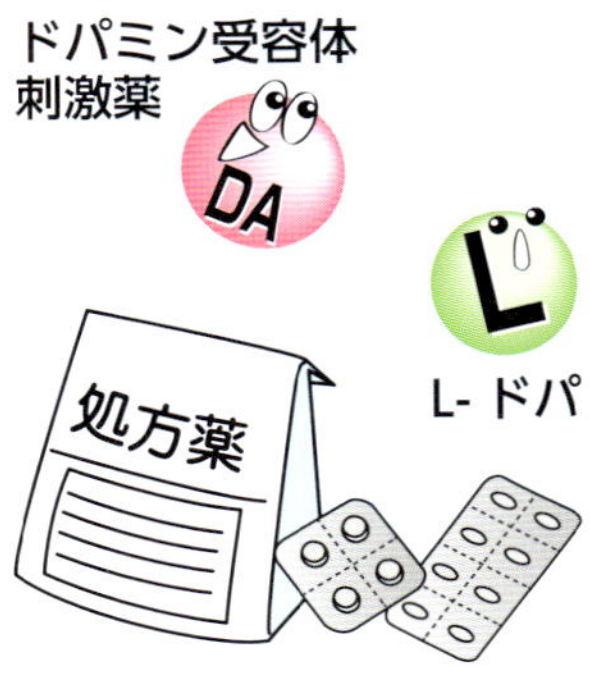

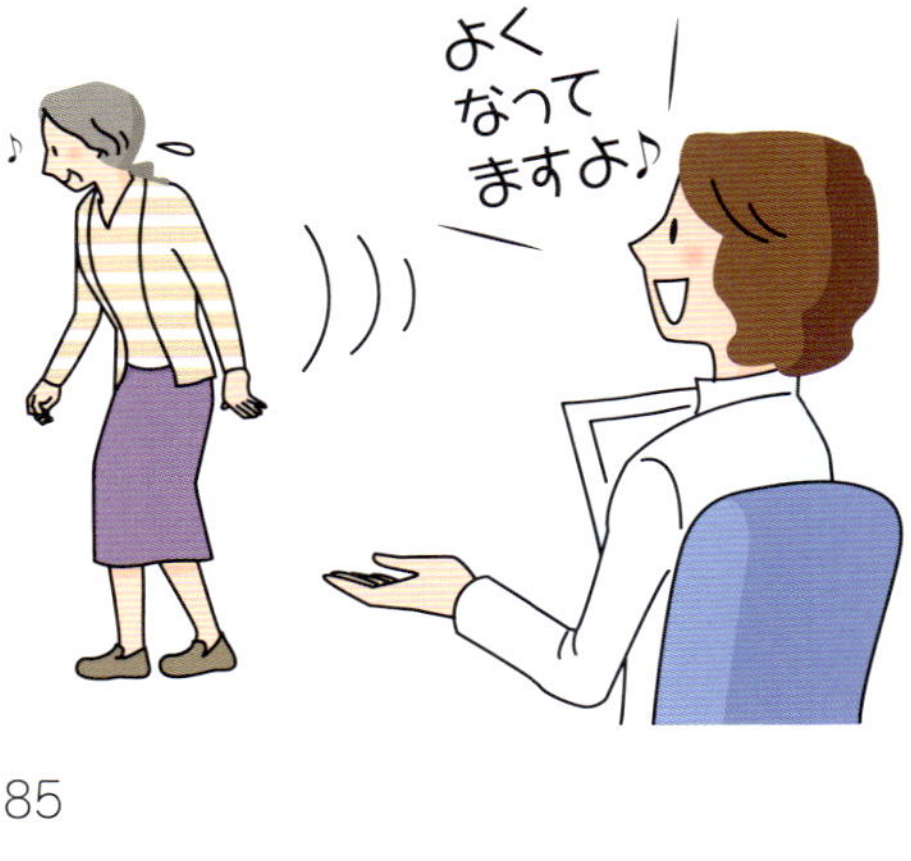

薬の種類と目的を理解することが大切

パーキンソン病になると、脳内で神経伝達物質ドパミンを十分につくれなくなります。ですから、薬物療法の中心は不足するドパミンを補充するL-ドパと、その働きを助けるドパミン受容体刺激薬です。

ほかにも、「ドパミンの放出を促す薬」、「ドパミンの分解を抑える薬」、あるいは「ドパミンと拮抗《きっこう》する物質を抑制する薬」、「ドパミンの合成を促す薬」など、脳や代謝のさまざまなプロセスにかかわりながら効果を上げる薬があります。これらを総称して〝抗パーキンソン病薬〟といいます（88頁）。

このほかにも、精神的な症状がある場合には、それらに対処するために、抗*精神病薬、抗*不安薬、抗*うつ薬、睡眠薬などが使用されることがあります。

抗パーキンソン病薬は、決して副作用の多い薬ではありませんが、吐き気、食欲不振、眠気、便秘、起立性低血圧などの副作用が起こることがあり、その場合はこれらの副作用を抑えるために追加される薬もあります。もちろん、副作用が強すぎれば抗パーキンソン病薬を中止することもあります。

「副作用かな」と思ったらまずは、医師に相談しましょう。

「たくさん薬を飲むから、胃をあらすのではないか」と胃腸薬を求める人もいますが、パーキンソン病で使われる薬には、胃をあらす作用はありません。ただし、飲み合わせによって抗パーキンソン病薬の働きを減じる可能性のある薬もありますので、パーキンソン病以外の持病のある人は、必ず服薬しているものをすべて主治医に伝えましょう。

薬の種類が増えてもそれぞれに役割がある

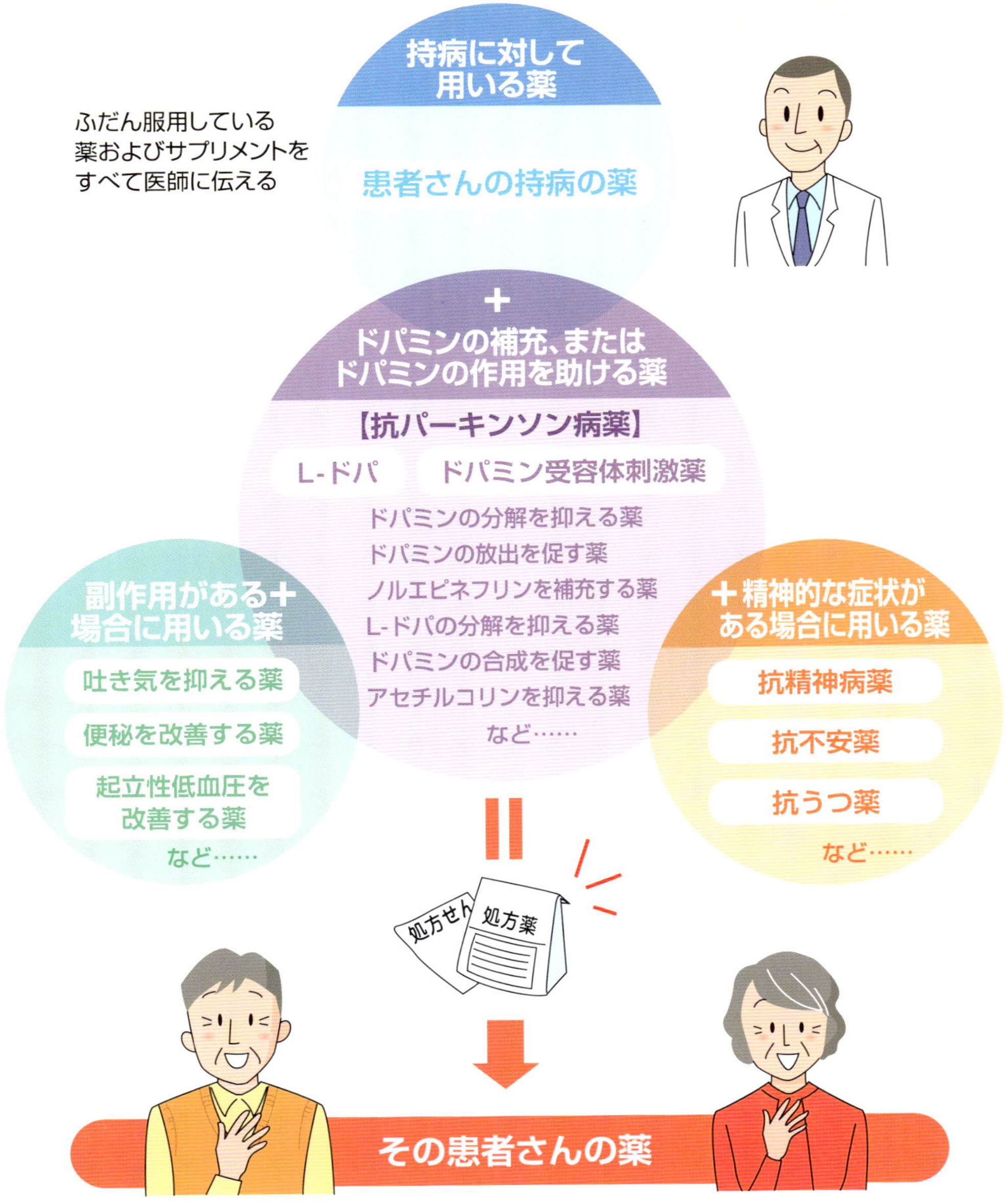
持病に対して用いる薬
ふだん服用している薬およびサプリメントをすべて医師に伝える
患者さんの持病の薬
＋
ドパミンの補充、またはドパミンの作用を助ける薬
【抗パーキンソン病薬】
L-ドパ
ドパミン受容体刺激薬
ドパミンの分解を抑える薬
ドパミンの放出を促す薬
ノルエピネフリンを補充する薬
L-ドパの分解を抑える薬
ドパミンの合成を促す薬
アセチルコリンを抑える薬
など……
副作用がある場合に用いる薬＋
吐き気を抑える薬
便秘を改善する薬
起立性低血圧を改善する薬
など……
＋精神的な症状がある場合に用いる薬
抗精神病薬
抗不安薬
抗うつ薬
など……
＝
処方せん
処方薬
その患者さんの薬

L-ドパ合剤：L-ドパは、代謝されてドパミンに変わる物質だが、脳以外の場所、例えば血管内でもドパミンに変わってしまう。そこで、L-ドパを効率よく脳内でドパミンに移行させるために、脳以外で代謝する酵素の働きを抑える物質（カルビドパ、ベンセラジド）を配合した薬剤、L-ドパ合剤が一般には使われる

作　用	副作用・禁忌
・ドパミンを補充する	吐き気・食欲不振、便秘、ジスキネジア、幻覚・妄想、いらいら、起立性低血圧、睡眠発作
・ドパミンの作用を補充する （ミラペックスLAはビ・シフロールの長時間作用薬 レキップCRはレキップの長時間作用薬）	吐き気・食欲不振、便秘、起立性低血圧、幻覚・妄想、興奮、眠気、むくみ、睡眠発作、麦角系薬で心臓弁膜症
・ドパミンの放出を増やす ・ジスキネジアを改善する	口の渇き、食欲不振、便秘、幻覚、むくみ
・脳内でL-ドパの作用を強く、長くする ・ウェアリング・オフ現象を改善する	禁忌：三環系抗うつ薬、SSRI、SNRIとの併用 L-ドパ合剤の副作用と同じ
・血液中でL-ドパの作用時間を長くする ・ウェアリング・オフ現象を改善する	L-ドパ合剤の副作用と同じ
・進行するとノルエピネフリンも減少するため、これを補充する ・すくみを改善することがある	禁忌：閉塞隅角《へいそくぐうかく》緑内障、口の渇き、吐き気、食欲不振、幻覚、幻想
・脳内アセチルコリンを抑制してドパミンとのバランスをよくする ・振戦を改善する	禁忌：緑内障、前立腺肥大、口の渇き、食欲不振、便秘、妄想・興奮
・ドパの効果を強くする ・振戦を改善する ・ウェアリング・オフ現象を改善する	吐き気、食欲不振、幻覚、妄想、眠気
・ドパミンと拮抗するアデノシンの作用を弱める ・ウエアリング・オフ現象を改善する	ジスキネジア、便秘、幻覚、眠気、吐き気

（『やさしいパーキンソン病の自己管理 改訂版ß』村田美穂編著（医薬ジャーナル社）より　一部改変）

主な抗パーキンソン病薬とその作用一覧

種　類		一般名	主な商品名
ドパミンを補充する薬（L-ドパ合剤）	ドパ＋カルビドパ	L-ドパ・カルビドパ配合（10：1）	メネシット ネオドパストン ドパコール
	ドパ＋ベンセラジド	L-ドパ・ベンセラジド配合（4：1）	マドパー イーシー・ドパール ネオドパゾール
ドパミンの作用を補充する薬（ドパミン受容体刺激薬）	麦角系薬	ブロモクリプチン	パーロデル
		ペルゴリド	ペルマックス
		カベルゴリン	カバサール
	非麦角系薬	プラミペキソール	ビ・シフロール ミラペックスLA
		ロピニロール	レキップ、レキップCR
		アポモルヒネ	アポカイン（注射薬）
		ロチゴチン	ニュープロパッチ（貼付薬）
ドパミンの放出を促す薬（ドパミン遊離促進薬）		アマンタジン	シンメトレル
ドパミンの分解を抑える薬（MAO-B阻害薬）		セレギリン	エフピー
L-ドパの分解を抑える薬（COMT阻害薬）		エンタカポン	コムタン
ノルエピネフリンを補充する薬（ノルアドレナリン前駆物質）		ドロキシドパ	ドプス
アセチルコリンを抑える薬（抗コリン薬）		トリヘキシフェニジル	アーテン
ドパミン合成を増やす薬（ドパミン賦活薬）		ゾニサミド	トレリーフ
ドパミン系を介さない薬（非ドパミン系治療薬）		イストラデフィリン	ノウリアスト

進行期の治療

パーキンソン病の発症から年数を経ると、徐々に薬効時間が短くなり、結果的に、効果切れに伴ってからだの動きが悪くなる「ウェアリング・オフ現象」（72頁）が出現することがあります。このように、薬の効き方が一定ではなかったり、薬を飲んでもなかなかオン状態（薬が効いてからだがコントロールできる状態）にならない「ノー・オン現象」などが生じた場合は、病気の進行期にあると判断され、薬剤の量や種類が見直されます。

「ウェアリング・オフ現象」が見られる場合、まずは薬を、決められた量をきちんと飲んでいるかどうかが見直されます。それでも改善しなければ、Lードパの量・服用回数を増やすか、もしくはドパミン受容体刺激薬を追加して開始するか、増量もしくは変更します。この経過を見て、からだがクネクネと勝手に動いてしまう不随意運動（ジスキネジア70頁）の症状が現れるかどうかによって、さらに薬を調整します。薬を調整しても十分な効果が得られない場合には、手術療法（118頁）を検討します。

まれにではありますが、幻覚や妄想が現れることもあります。新しく追加した薬剤の服用後に幻覚や妄想が出るようになった場合は、その薬剤を中止します。それでも効果が得られない場合は、Lードパ以外の抗パーキンソン病薬を減量するか中止します。最後にLードパを減量し、それでも収まらない場合は、抗精神病薬などを併用します。また、認知症の治療薬であるコリンエステラーゼ*阻害薬などが効果を示すこともあるため、追加を検討する場合もあります。

進行期の治療の進め方

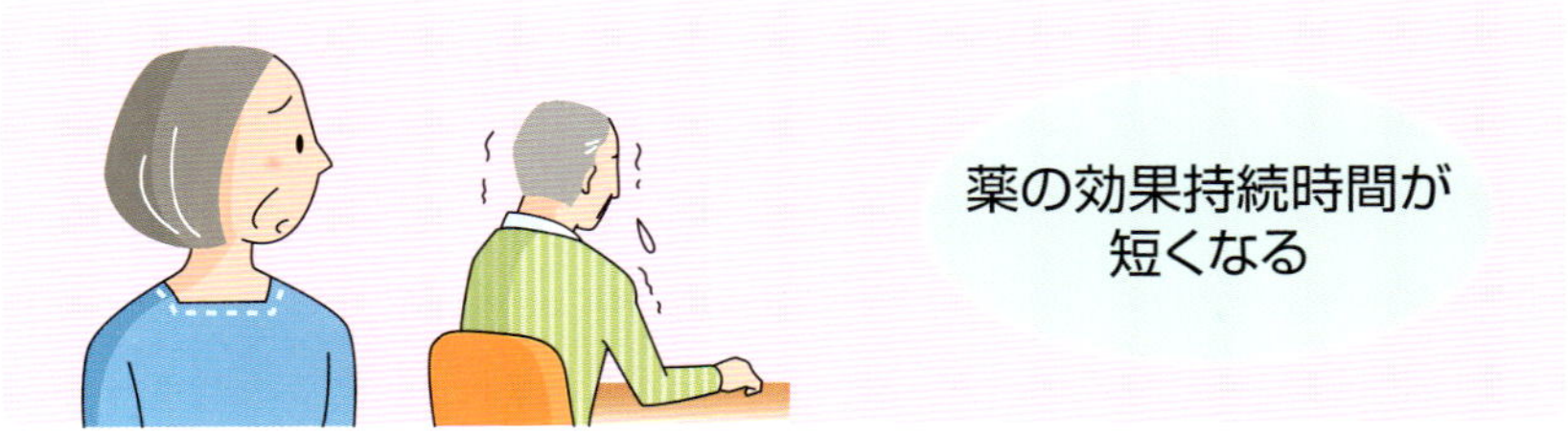

このような「ウェアリング・オフ現象」が見られるときの治療の進め方

↓

L-ドパを1日3～4回投与、または
ドパミン受容体刺激薬を開始･増量･変更

↓

からだがクネクネと動いてしまう不随意運動
（ジスキネジア）があるか？

- いいえ → エンタカポン、セレギリン
またはゾニサミドを併用
- はい → L-ドパ1回量を減量し
エンタカポン併用または
ゾニサミド併用

↓

L-ドパの頻回投与および
ドパミン受容体刺激薬
増量･変更

↓

手術療法

（出典：パーキンソン病治療ガイドライン2011　より一部改変）

進行期も一人ひとりの状況に合わせて薬が選択される

パーキンソン病の主な治療薬

足りなくなったドパミンを補充する「Lードパ製剤」

パーキンソン病の人の脳内では、体を動かすための信号のやりとりに用いられる神経伝達物質――ドパミンが不足しています。その結果、脳が命令してもその信号がうまく伝わらずに運動ができなくなったり、体がふるえたりします（22頁）。しかし、ドパミンを飲んでも脳の中に入ることができません。そこで、ドパミン補充のためには、ドパミンに変化する一つ前の物質であるLードパを服用する必要があるわけです。Lードパ（正確にはLードパ製剤という）は、パーキンソン病治療において、脳内にドパミンを補充する最も有効な薬です。

脳に届いたLードパをドパミンに変えるのも酵素《こうそ》の働きによりますが、この酵素は脳内にだけあるわけではなく、体内のいろいろなところに存在しています。ですから、かつてLードパを単独で使っていた時代は、服用しても脳に運ばれる途中で酵素に出合うとほとんどがドパミンに変化してしまい、脳に届くLードパはほんの少しでした。しかし、今は脳以外の場所で出合う酵素には反応しないようにする物質〝DCI（ドパ脱炭酸酵素阻害薬）〟が開発されこの問題は解決されました。

現在「Lードパ製剤」というときは、一般的にDCIとLードパを合わせた「LードパDCI合剤」を意味します。

Ｌ―ドパが脳にたどりつくには……

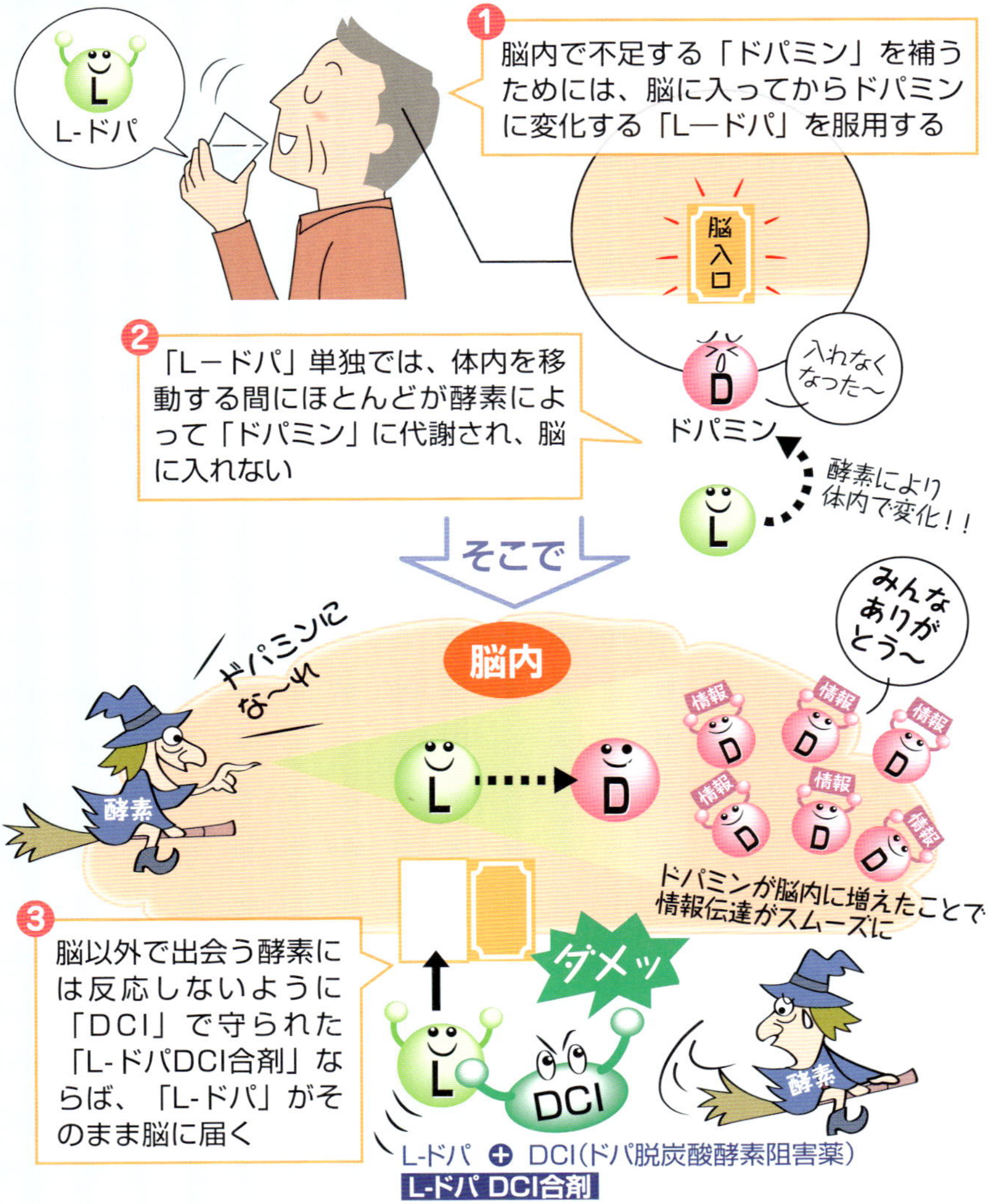
L
L-ドパ
脳入口
D
入れなくなった～
ドパミン
L
酵素により体内で変化！！
そこで
脳内
ドパミンにな～れ
酵素
L
D
情報
D
みんなありがとう～
ドパミンが脳内に増えたことで情報伝達がスムーズに
ダメッ
L
DCI
酵素
L-ドパ ＋ DCI（ドパ脱炭酸酵素阻害薬）
L-ドパ DCI合剤

1. 脳内で不足する「ドパミン」を補うためには、脳に入ってからドパミンに変化する「Ｌ―ドパ」を服用する

2. 「Ｌ－ドパ」単独では、体内を移動する間にほとんどが酵素によって「ドパミン」に代謝され、脳に入れない

3. 脳以外で出会う酵素には反応しないように「ＤＣＩ」で守られた「L-ドパDCI合剤」ならば、「L-ドパ」がそのまま脳に届く

L-ドパの特徴

- 効果が高い
- 服用してから効果が現れるのが速い
- 早期から進行期まで効果がある
- 進行すると、1回の服薬で効果の持続する時間が短くなることがある
- 若い患者さんが、大量に服用するとウェアリング・オフ現象（72頁）や不随意運動が出やすい

ドパミンを受け取る側を刺激する「ドパミン受容体刺激薬」

ドパミン受容体刺激薬（ドパミンアゴニストとも呼ばれる）は、ドパミンではありませんが、神経細胞と神経細胞がドパミンをやりとりする隙間《かんげき》（シナプス間隙）に入り込んで、ドパミンを受け取る側の細胞の受容体に結合します。すると、神経細胞はドパミンを受け取ったと思って、次の細胞に神経伝達物質を受け渡そうと動き始めます。このようにして受容体に刺激を与えることで、ドパミンと同様の働きをするのです。

ドパミン受容体刺激薬は、一日一回の服用で一日効果が続く薬も多いです。L－ドパのように服用すればすぐに効き出すわけではありませんが、からだに吸収されてから脳に移行するまでがゆっくりで、安定して移行するため、効果が比較的なだらかに持続するのです。

L－ドパに比べると効き方が弱いので、この薬で治療を始めた場合でも、2～3年経った頃からL－ドパを併用し始めるのが一般的です。

ドパミン受容体刺激薬は、薬の構造によって大きく2つ（麦角《ばっかく》系薬と非麦角系薬）に分けられます。どちらも効果はほぼ同じですが、麦角系薬は、副作用として心臓弁膜症（108頁）や肺線維症*が起こる可能性があります。したがって、心臓の悪い方や動脈硬化の進んでいる患者さんは注意が必要です。

非麦角系薬では、日中に強い眠気を感じたり、突然眠り込んでしまうような発作が起こる場合があります。ですから運転や危険作業を行うときには、服用できません。

ドパミン受容体刺激薬の働き

ドパミン受容体刺激薬（ドパミンアゴニストとも呼ばれる）は、ドパミンではないが、それと同じ役割を担っている

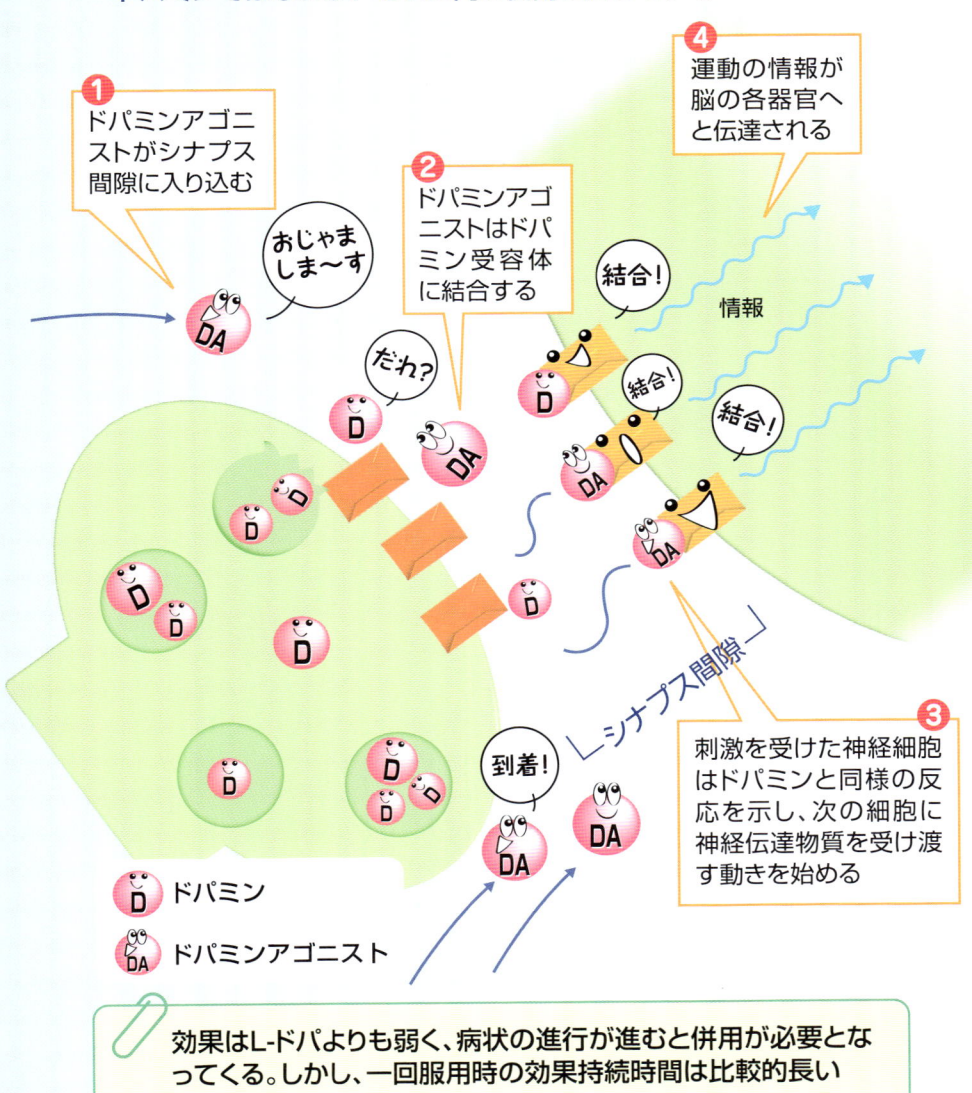

1 ドパミンアゴニストがシナプス間隙に入り込む
おじゃましま〜す
2 ドパミンアゴニストはドパミン受容体に結合する
だれ?
結合!
結合!
結合!
情報
4 運動の情報が脳の各器官へと伝達される
シナプス間隙
3 刺激を受けた神経細胞はドパミンと同様の反応を示し、次の細胞に神経伝達物質を受け渡す動きを始める
到着!
D ドパミン
DA ドパミンアゴニスト

効果はL-ドパよりも弱く、病状の進行が進むと併用が必要となってくる。しかし、一回服用時の効果持続時間は比較的長い

補助的に使われ、効果を上げる薬

薬物療法は、L－ドパもしくはドパミン受容体刺激薬のどちらか一方でスタートし、症状が改善するかどうかを観察しながら、必要があれば残る一方を併用するのが基本です。

この2つの薬以外にも、補助的に用いられる治療薬があります。

次に挙げる6種類の薬は、それぞれ異なった物質に作用することでドパミンがより多く効率よく取り込まれるようにしたり、副作用を改善したりします。主治医はこれらの薬剤を組み合わせて処方することで、症状の改善を図ります。

❶**ドパミン遊離促進薬**：神経細胞に作用してドパミンの放出を促す薬。効果が現れるのが速い、嚥下障害やジスキネジアに対する改善効果が見られるといった特徴がある。

❷**MAO－B阻害薬**：モノアミン酸化酵素B（MAO－B）によって脳内のドパミンが分解されるのを抑える薬。

❸**COMT阻害薬**：脳以外でのL－ドパの代謝を抑え、効果を延長させる。

❹**ノルエピネフリン（ノルアドレナリン前駆物質）補充薬**：パーキンソン病によく見られる起立性低血圧に対する有効性が認められている。

❺**抗コリン薬**：脳内神経伝達物質のバランスを整え運動症状を改善させる。

❻**ドパミン賦活《ふかつ》薬**：ドパミンの産生を高める作用とMAO－Bの阻害作用をもち、ウェアリング・オフ現象（72頁）や運動症状を改善させる（ゾニサミド：98頁）。

これらに加え、２０１３年３月には、これまでと異なる新しいしくみでウェアリング・オフ現象を改善させる、イストラデフィリン（製剤名：ノウリアスト）（１００頁）も製造が承認されています。

それぞれ異なる働きをする抗パーキンソン病薬

薬物療法の基本は「L-ドパ」と「ドパミン受容体刺激薬」

治療の基本となる薬

L-ドパ

ドパミン受容体刺激薬

プラス

補助的に用いられる薬

薬の役割によって種類や量を組み合わせる

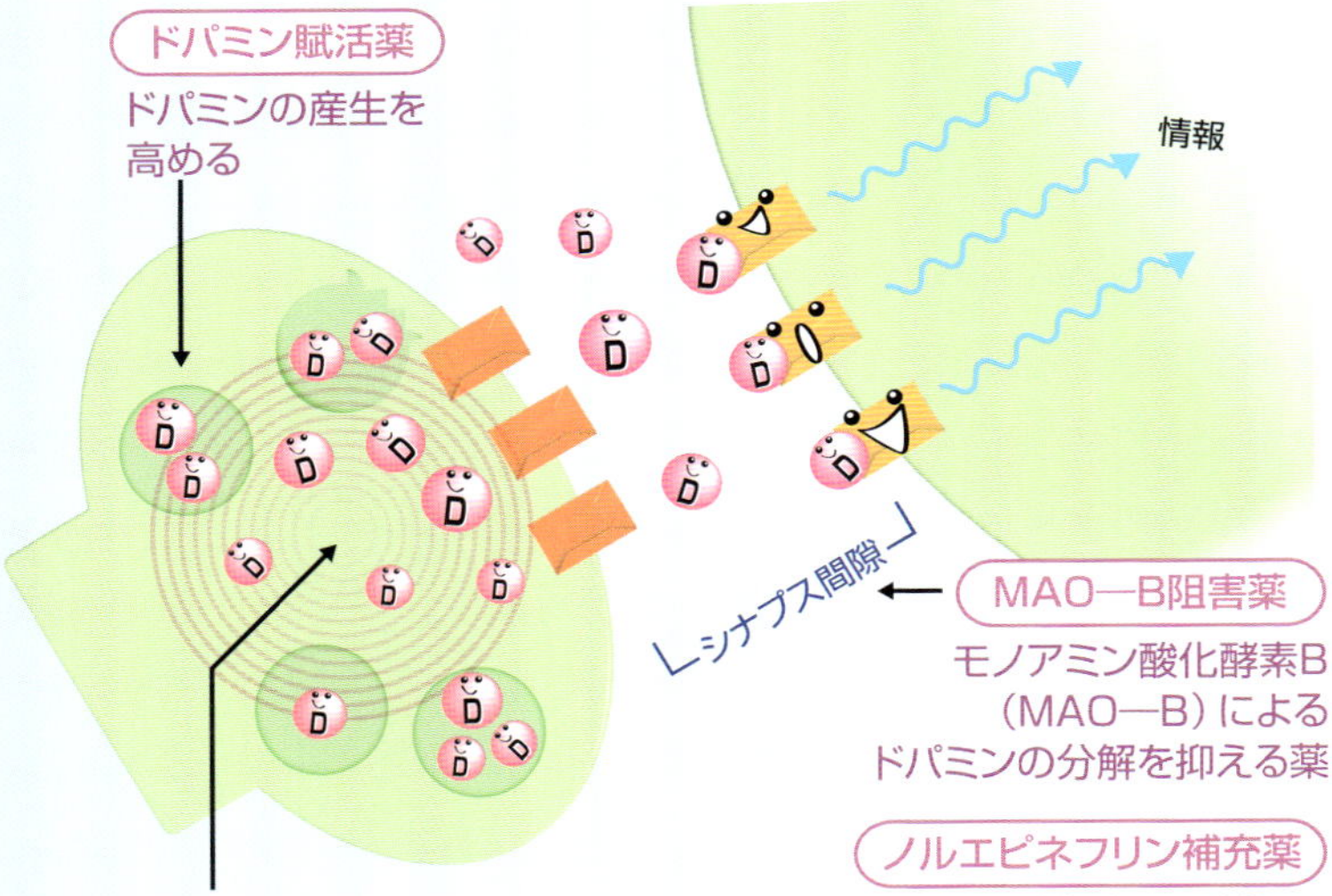

ドパミン賦活薬
ドパミンの産生を高める

ドパミン遊離促進薬
ドパミンの放出を促す

COMT 阻害薬
脳以外での L-ドパの代謝を抑えて効果を延長させる

MAO―B阻害薬
モノアミン酸化酵素B（MAO―B）によるドパミンの分解を抑える薬

ノルエピネフリン補充薬
起立性低血圧に対する有効性が認められる

抗コリン薬
脳内神経伝達物質のバランスを整え運動症状を改善させる

医師はこれらを組み合わせて処方し、症状の改善を図る

日本発の抗パーキンソン病薬——ゾニサミド

ゾニサミドは、20年以上前に日本で開発され使われてきたてんかんの治療薬です。日本で抗パーキンソン効果があることが見出され、2009年に抗パーキンソン病薬（商品名：トレリーフ）としても認可されました。

この薬をパーキンソン病向けに再開発するきっかけは、日々、患者さんと接する経験から生まれました。あるときパーキンソン病患者さんがてんかんの発作を起こしたため、抗てんかん薬としてゾニサミドを併用したところ、てんかん発作がコントロールできただけでなく、パーキンソン病の典型的な症状である、無動、姿勢の前傾、筋強剛などが改善し、1ヵ月後には、入浴やトイレもほぼ介助なしにできるようになったのです。

それ以前にも、てんかん治療薬ゾニサミドの作用として神経保護作用やドパミン量の増加作用が報告されていました。そこでパーキンソン病にも応用できるのではないかと臨床・研究を進めたところ、「Lードパがよく効く」かつ「ウェアリング・オフ現象がある」患者さんが、ほかの抗パーキンソン病薬に追加してゾニサミドを使用すると、運動症状、ウェアリング・オフ現象が改善することがわかりました。しかも、てんかん治療薬として用いる量よりもずっと少量（25～50㎎）で効果が持続しました。

ゾニサミドの主な働きは、ドパミンを合成する神経伝達物質のチロシンに作用する「チロシン水酸化酵素」という酵素の働きを増強し、ドパミンの合成を促すこと。併せて、合成されたドパミンを分解する酵素の働きも阻害します。最近はドパミン系以外の系統の効果も報告されています。

ゾニサミドがドパミン合成を促す仕組み

神経伝達物の変化とゾニサミドの働き

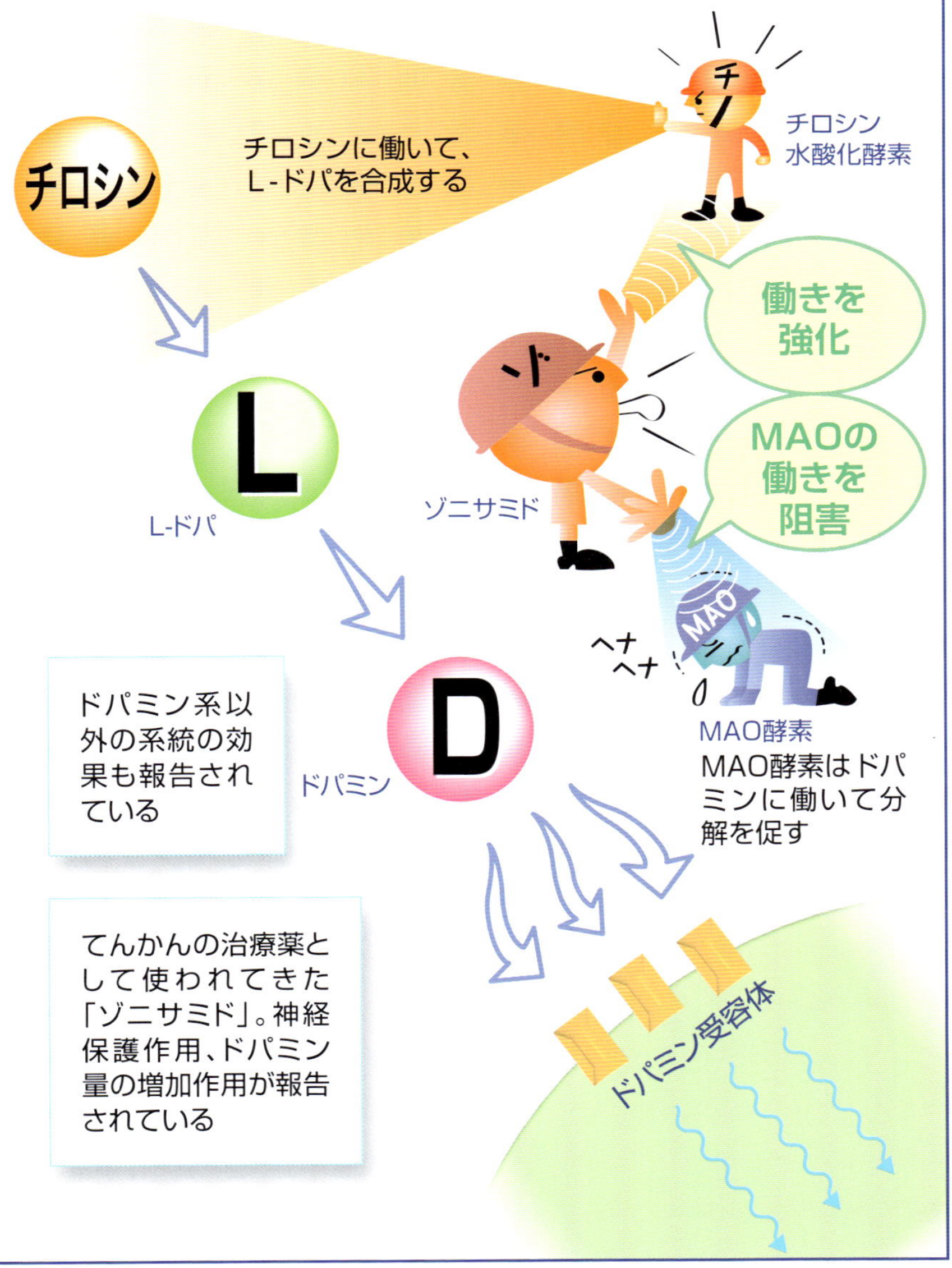

ドパミンによらない治療薬――イストラデフィリン

従来の抗パーキンソン病薬は、いずれもドパミンおよびドパミンを合成する神経伝達物質の合成や分解に注目することで開発された薬です。

一方、2013年5月に発売されたイストラデフィリン（製剤名：ノウリアスト）は、ドパミン系の神経伝達物質に直接作用しない「非ドパミン系」の薬です。

その作用機序は次のとおりです。正常な運動は、大脳基底核《だいのうきていかく》という部分の神経細胞に対して興奮させる力と抑制する力がそれぞれ働き、バランスをとり合うことで生じます。このとき、アデノシンという神経伝達物質が興奮性を支配し、ドパミンが抑制性を支配しています。しかし、パーキンソン病になると抑制性を支配するドパミンが減ってアデノシンが過剰になり、バランスが崩れてしまいます。こうなると神経は過剰に興奮し、興奮しすぎた神経細胞は自ら興奮を抑えるシグナルを出します。このシグナルがたくさん出ると、運動にブレーキがかかったような状態になり正常に運動機能が働かなくなり、無動状態、ウェアリング・オフ現象が現れるとされています。

イストラデフィリンは、興奮性を支配するアデノシンの作用を弱める「アデノシンA2A受容体拮抗薬」です。服用すると、神経細胞がアデノシンを受け取らなくなります。するとパーキンソン病によって減少したドパミンとアデノシンのバランスがとれ、神経が過剰に興奮することがなくなります。ドパミン系の薬剤と併用することでウェアリング・オフ現象を改善することができます。

アデノシンの作用を弱めてドパミンとのバランスをとる

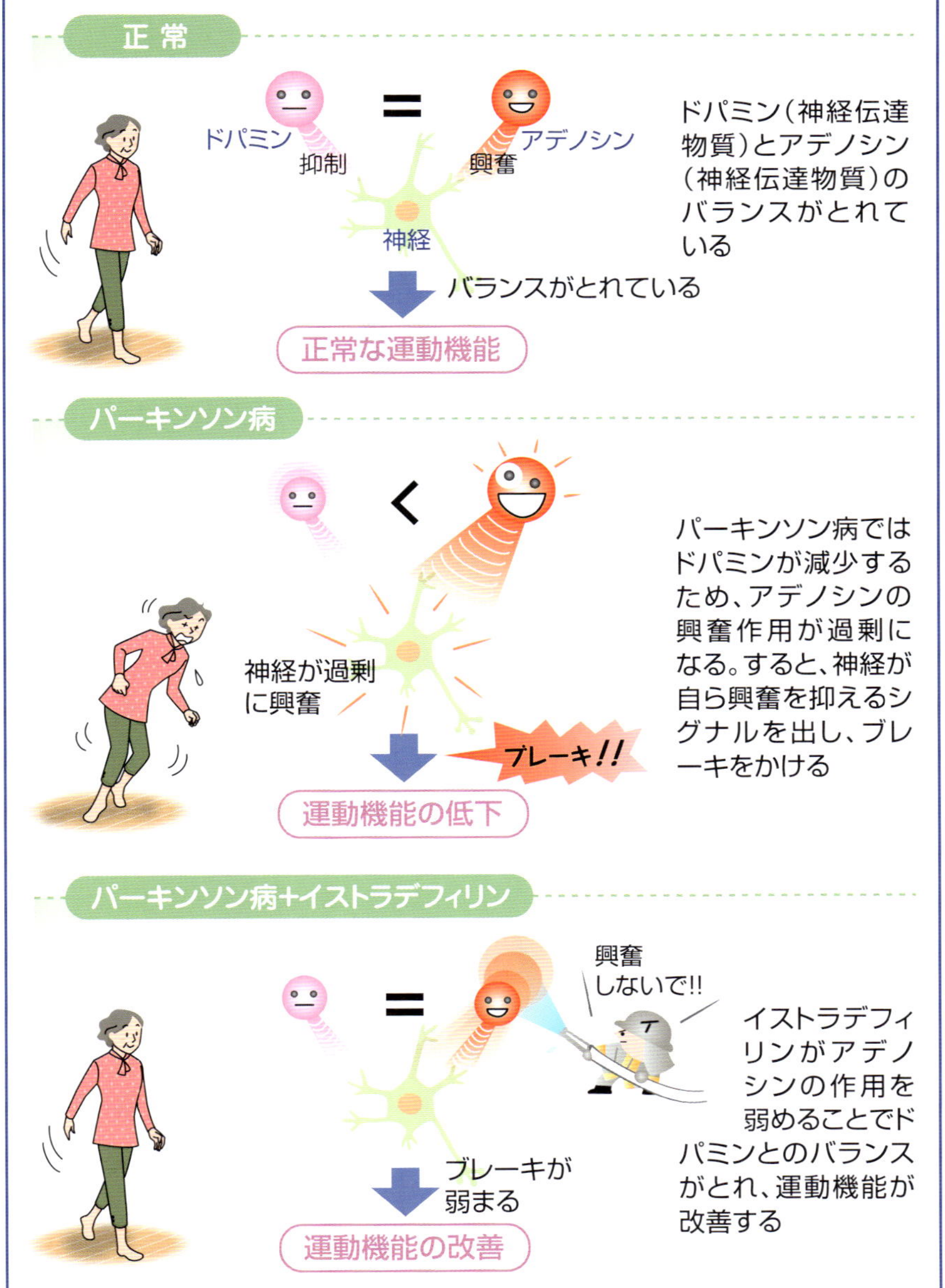
正常
ドパミン
抑制
アデノシン
興奮
神経
ドパミン（神経伝達物質）とアデノシン（神経伝達物質）のバランスがとれている
バランスがとれている
正常な運動機能
パーキンソン病
神経が過剰に興奮
ブレーキ!!
パーキンソン病ではドパミンが減少するため、アデノシンの興奮作用が過剰になる。すると、神経が自ら興奮を抑えるシグナルを出し、ブレーキをかける
運動機能の低下
パーキンソン病+イストラデフィリン
興奮しないで!!
イストラデフィリンがアデノシンの作用を弱めることでドパミンとのバランスがとれ、運動機能が改善する
ブレーキが弱まる
運動機能の改善

使いやすさが工夫された薬

ゾニサミドやイストラデフィリンは、薬の作用そのものが新しい薬ですが、ドパミン受容体刺激薬はさまざまな剤形の工夫がされています。

❶徐放剤《じょほうざい》（経口服用）——これまで1日3回服用していた薬剤の剤形を工夫して、1日1回服用することで、薬の有効成分が少しずつ放出され、血中濃度を一定に保つよう工夫された薬剤、「徐放剤」が開発されました。

❷貼付剤——経口の徐放剤と同じく、薬効成分がゆっくりと体内に浸透するドパミン受容体刺激薬の貼り薬もあります。1日1回皮膚に貼ることで、24時間かけてゆっくりと成分が血中に出ていき、有効量が維持されます。

❸皮下注射剤——2012年7月より、患者さん自身が電動注入器を使って皮下注射するタイプのドパミン受容体刺激薬が発売されました。ウェアリング・オフ現象が出そうなとき、すぐに経口で薬を服用しても、からだが動くようになるまで30分~1時間程度かかりますが、皮下注射剤は注射後10分後ぐらいから効果が現れ、1時間程度持続します。使用に慣れれば経口薬が効いてくるまでの間をカバーできるので、QOLを向上させることができます。

さまざまな工夫で、より効果が高められる薬剤

徐放剤（経口服用）

特徴：薬の有効成分が少しずつ放出され、血中濃度を一定に保つように工夫された薬剤

使い方：ほかの薬と併用しながら1日1回経口服用するものが主流

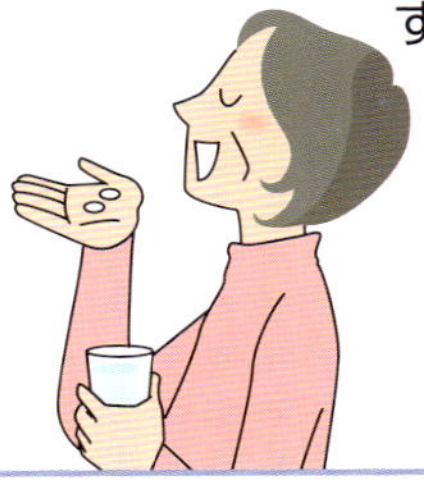

貼付剤

特徴：1日1回貼ることで、ゆっくりと成分が血中に出ていき、有効量が24時間維持されるように工夫された薬剤

使い方：貼る箇所は肩、二の腕、腹、臀部、太ももなど

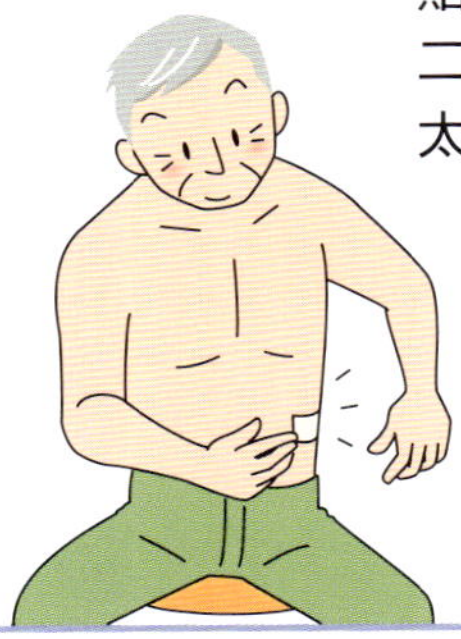

皮下注射剤

特徴：効果のあらわれが早いのが特徴。ウェアリング·オフ現象が出そうなとき、経口薬では効果が出るのに時間がかかるが、皮下注射の場合、10分程度で効果が現れる。経口薬と同様1時間程度は効果が持続するように工夫されている

使い方：次に注射するときは部位を変える

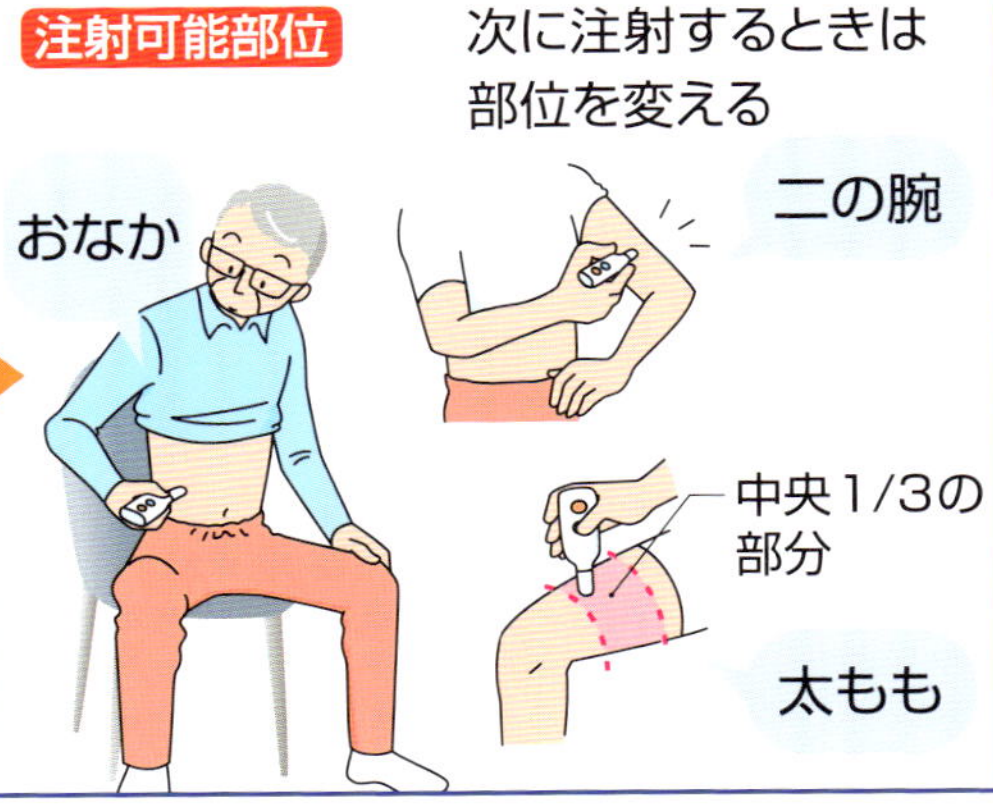

抗パーキンソン病薬と副作用

副作用① 吐き気、便秘

ここからは、抗パーキンソン病薬の主な副作用とその対処について説明します。副作用は、すべての患者さんに起こるわけではありませんが、「副作用かな」と思うことがあったら まずは主治医に相談しましょう。自分で勝手に薬を止めたり、別な薬を服用したりしないようにしてください。

ドパミン受容体刺激薬を服用中によく見られる症状は、吐き気・便秘です。これはドパミン受容体が脳内だけでなく胃や腸にもあり、そこにドパミン受容体刺激薬が結合することで消化管の運動が抑制され、引き起こされる副作用です。治療の開始時に多く見られるため、初めて服用する患者さんには、少量から開始して徐々に量を増やすよう処方します。また、胃腸のドパミン受容体をブロックする薬を使うこともあります。

パーキンソン病では自律神経の働きが弱まり、消化管の運動が低下することによっても、便秘になりやすくなります。

さまざまな便秘薬が処方されますが、薬に頼るだけではなく、規則正しい生活や、ウォーキングなどの適度な運動、十分な水分補給、バランスのよい食事など、日常生活のコントロールも必要です。

便秘が続いて腹痛、嘔吐、腹部膨満《ぼうまん》などを伴う場合は、腸閉塞《ちょうへいそく》を起こしている可能性があります。腸閉塞になると、絶食や点滴などの治療が必要になりますので、すぐに主治医を受診しましょう。

副作用①吐き気、便秘

副作用として吐き気、便秘の症状が出ることがある

理由1

胃や腸にあるドパミン受容体にドパミン受容体刺激薬などが結合するため

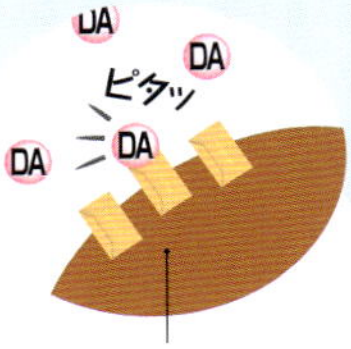

胃や腸のドパミン受容体

理由2

自律神経のはたらきが弱まり、消化管の運動が低下するため

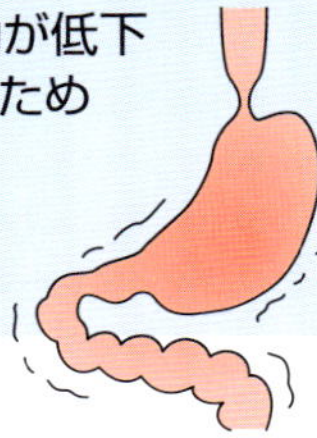

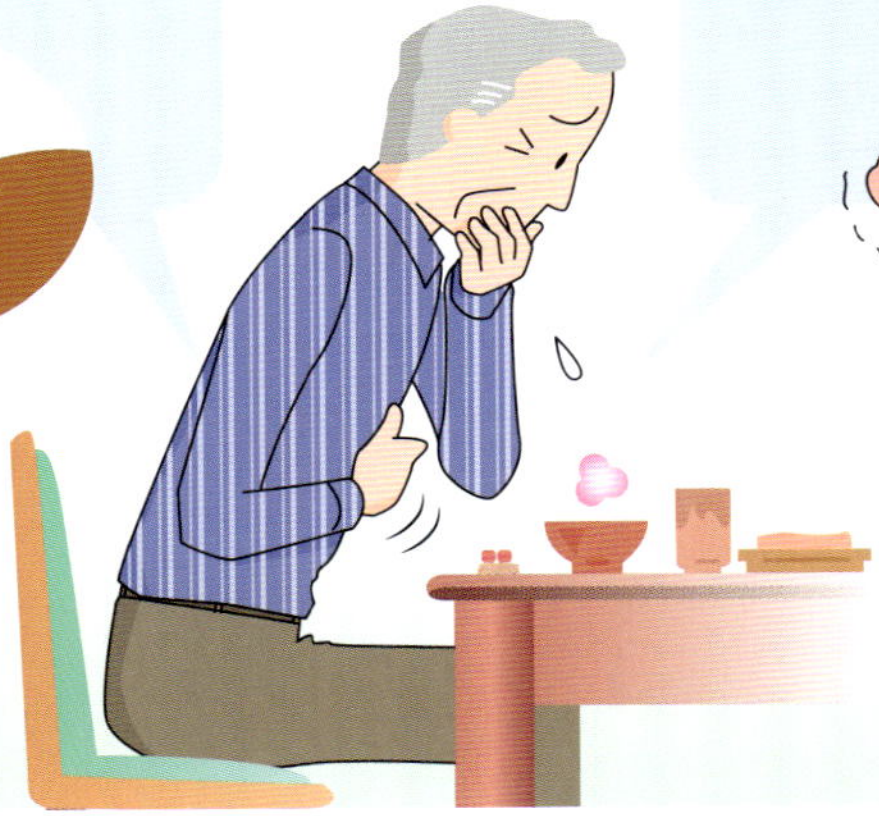

対策

- 吐き気をおさえる薬の服用
- 便秘薬の服用

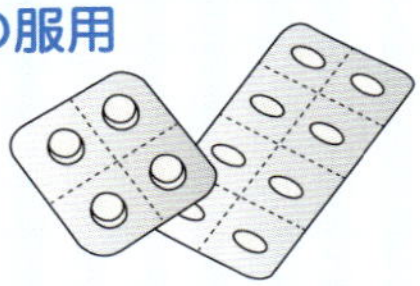

- 適度な運動

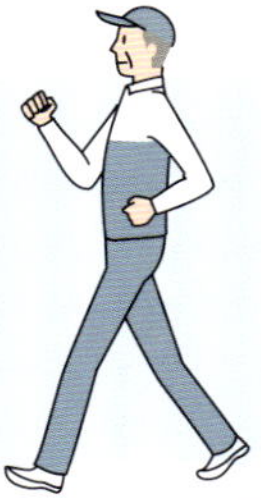

- 十分な水分補給

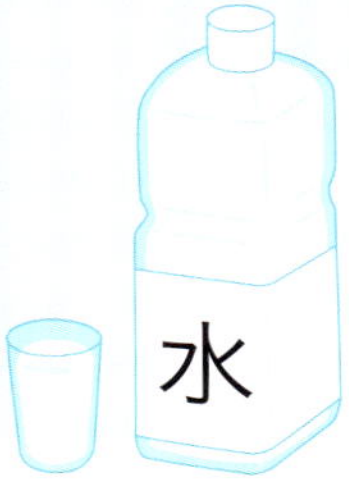

- バランスのよい食事

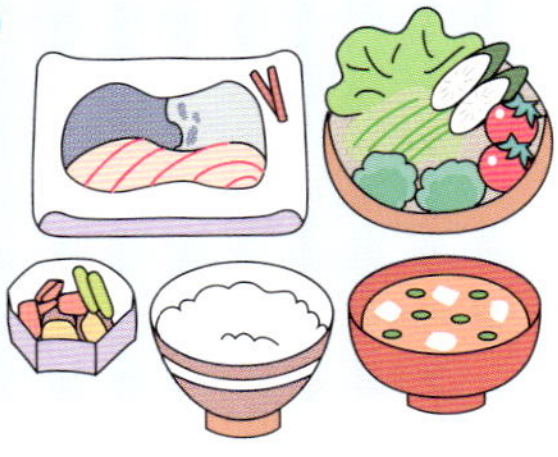

副作用② 眠気・睡眠発作、起立性低血圧（めまい・立ちくらみ）

パーキンソン病の患者さんは、日中の眠気が出やすいことが知られています。この原因としては運動障害によって寝返りが十分打てないこと、睡眠サイクルの変化（眠りが浅くなるなど）、などが考えられます。睡眠によい環境を整えることに加えて、治療としては、適切な睡眠薬の服用と、寝返り動作などの運動機能が改善するよう薬を調整します。

また、抗パーキンソン病薬は、どの薬も頻度の違いはあるものの、副作用として眠気が出る可能性があります。とくにドパミン受容体刺激薬では眠気を自覚しないまま突然眠り込む「睡眠発作」と呼ばれる症状が出ることがあります。非麦角系《ひばっかくけい》の薬では、服薬中の睡眠発作によって自動車事故を起こした例も報告されています。厚生労働省は、これらの薬を服薬している患者さんは自動車を運転しないよう勧告しています。

起立性低血圧では立ち上がったときに、急に血圧が低下してめまいや立ちくらみといった症状が現れます。パーキンソン病の患者さんは自律神経の働きが弱くなるため、もともとこうした症状を起こしやすいのですが、薬の副作用によって起こることもあります。

転倒などを防ぐためには、急に立ち上がらないようにし、ゆっくりとした動作を心がけます。弾性《だんせい》ストッキングの着用など生活上の注意で対処することも可能です。程度がひどいときは、服薬で改善することもできますので、主治医に相談しましょう。

副作用②眠気・睡眠発作、起立性低血圧、足のむくみ

副作用として眠気、起立性低血圧、むくみが多い理由は……

睡眠発作

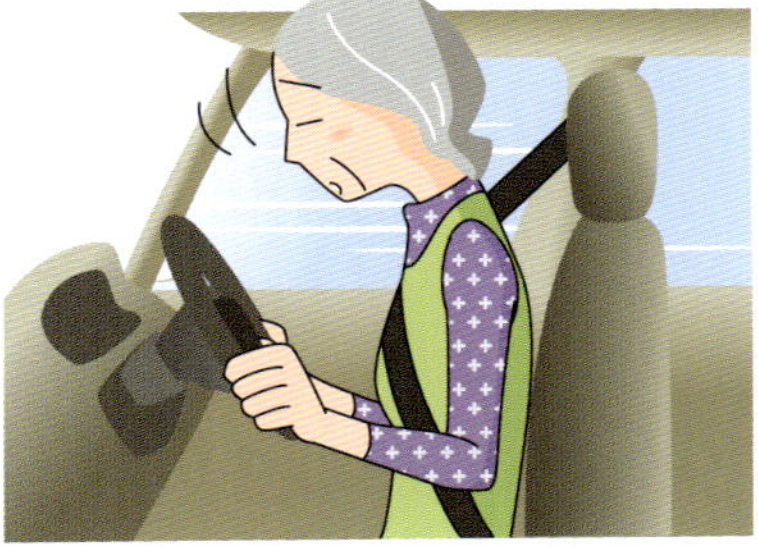

非麦角系のドパミン受容体刺激薬を服用していると、眠気を感じないまま急に眠り込む「睡眠発作」が出ることがある。厚生労働省はこの薬を服用している人は、自動車を運転しないよう勧告している

対 策 車の運転などは絶対にしない

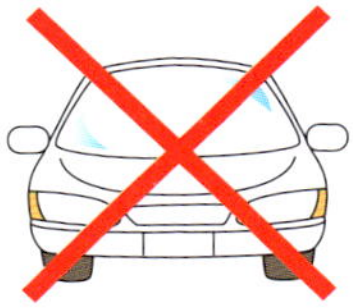

起立性低血圧

起立性低血圧でおこるめまいや立ちくらみは、自律神経機能の低下が原因。

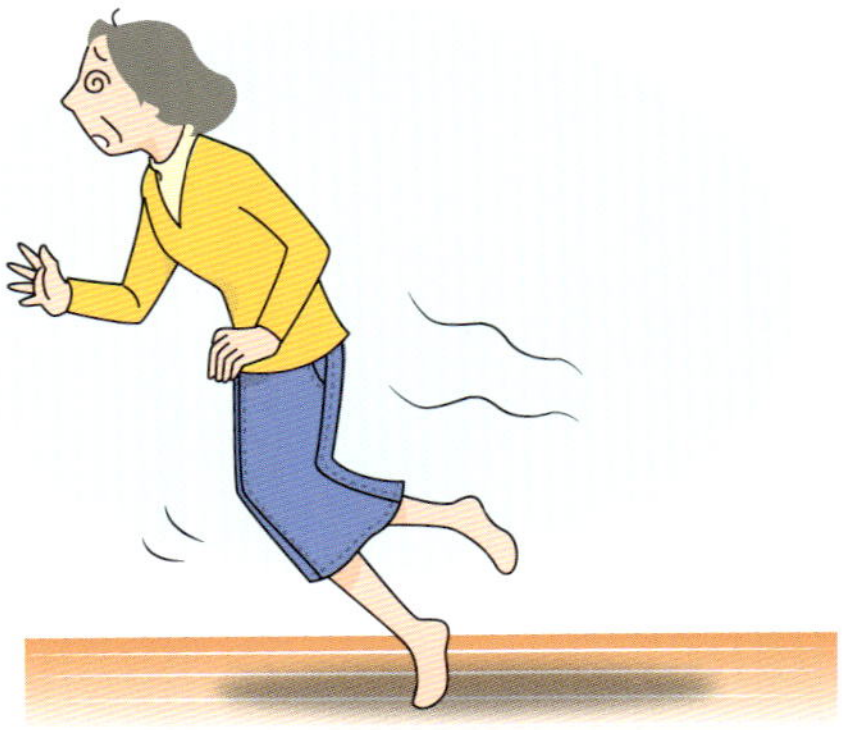

対 策 水分をしっかりとる
弾《だん》性《せい》ストッキングの着用などで対処することも可能

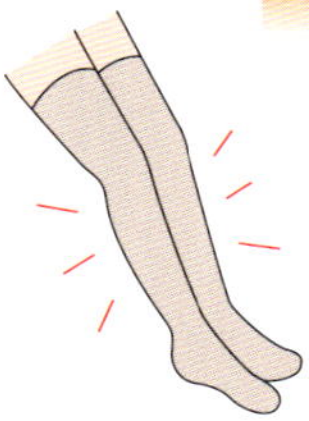

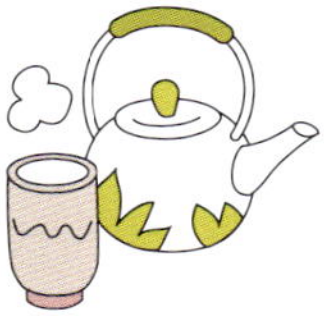

副作用③ 心臓弁膜症など

ドパミン受容体刺激薬には麦角系と非麦角系がありますが、２００３年に海外から麦角系ドパミン受容体刺激薬（ペルゴリド＝商品名ペルマックス、もしくはカベルゴリン＝商品名カバサール）を大量に服用していた患者さんに、重症の心臓弁膜症が発生したという報告がありました。心臓弁膜症とは心臓の血液の逆流を防ぐ弁に障害が起こる病気です。その後、麦角系と非麦角系のドパミン受容体刺激薬を比較して調査したところ、麦角系の薬剤を服用している人のほうが、心臓の弁に変化を生じる可能性が高いことがわかりました。ただし、日本ではもともと麦角系であるペルゴリドの最大使用量は欧米の半分以下で承認されていたため、日本におけるペルゴリドによる心臓弁膜症の頻度は、非麦角系の薬とほとんど差はありません（カベルゴリンについては、世界中で３㎎以下の使用と定められました）。

心臓弁膜への影響以外にも、麦角系ドパミン受容体刺激薬では、ごくまれに、収縮性心膜炎（心臓を包む心膜が厚く硬くなって、心室の拡張が抑えられる）、肺線維症（肺に線維組織が異常増殖し、肺が縮んで硬くなる）、後腹膜線維症《こうふくまく》（腹膜後方の後腹膜と呼ばれる腎臓や結腸のある空間の線維化で、その部分の血管や尿管に影響が出る）が出現する可能性があるとされています。

こうした副作用の対策として、服用量に上限を定め、これらの薬を使う場合には、年に１、２回心臓超音波検査（エコー）で観察することになっています。早期に異常を見つけられれば、もとに戻すこともできるため、医師の処方を守って安心して服用を続けてください。

副作用③心臓弁膜症など

2003年に「麦角系ドパミン受容体刺激薬」の副作用として心臓弁膜症の発生が報告されている

■心臓弁膜症

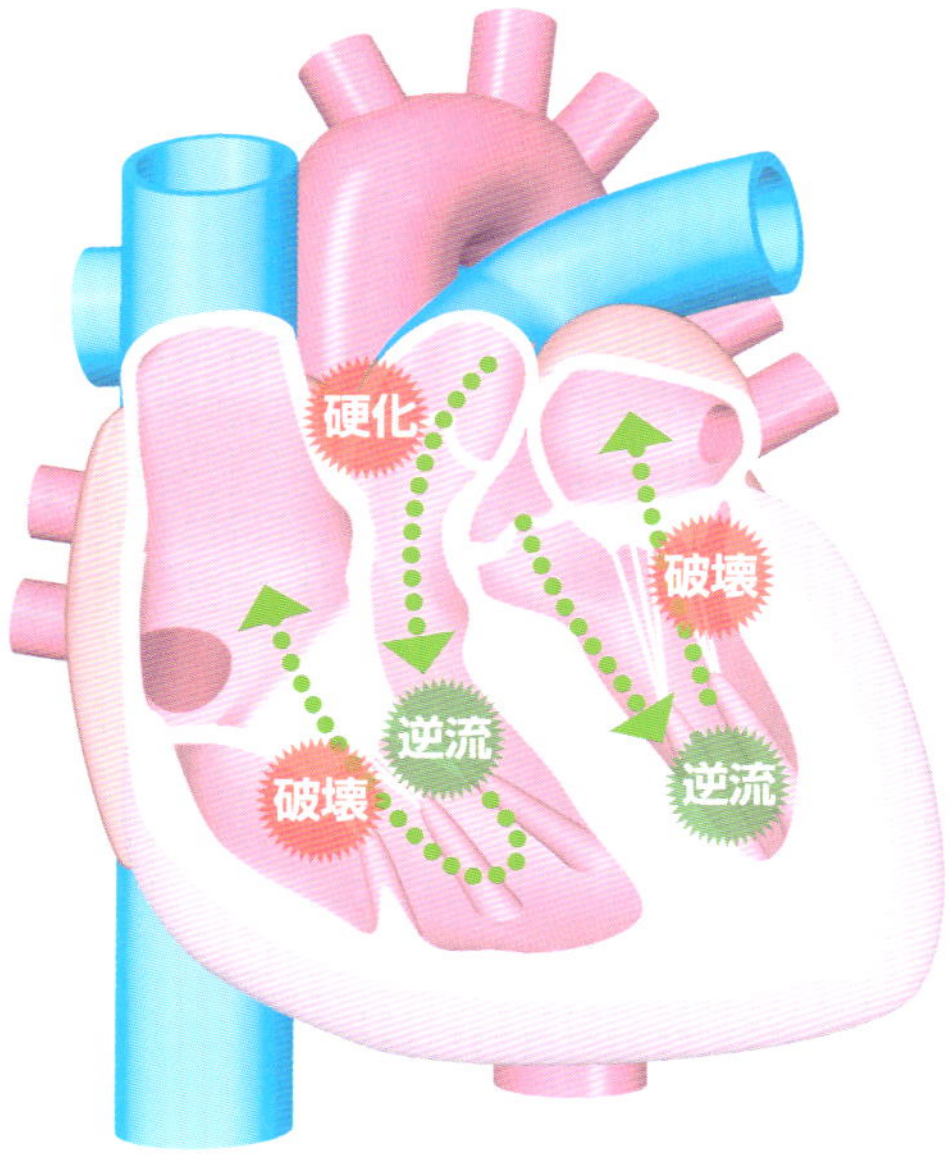

ヒトの心臓は内部が4つの部屋(心房･心室)に分かれていて、各部屋の出口には膜でできた弁があり、血液の逆流を防いでいる。この弁が何らかの原因によって硬化もしくは破損して血液の通過障害や逆流が起きるのが心臓弁膜症(障害される弁によって出現する症状が異なる)

対策

年に1～2回心臓超音波検査(エコー)で観察する。副作用による異常の発見が早ければもとに戻すこともできる

そのほかの副作用

収縮性心膜炎	心臓の膜が硬くなって、正常収縮ができなくなる
肺線維症	肺が縮んで硬くなる
後腹膜線維症	腎臓と結腸のある空間(後腹膜)の線維化

副作用④ ドパミン調節異常症候群

パーキンソン病の治療では、神経細胞の黒質の細胞の脱落により減少してしまうドパミンを補うために、抗パーキンソン病薬でドパミンを補充するのが基本です（92頁）。

これは主として運動症状を改善するためですが、補充したドパミンが運動神経ではなく、精神面に作用してしまうことがあります。たとえば、生活が破綻しそうになってもギャンブルを続けてしまう、性欲が抑えられない、異常にたくさんの買い物をしてしまう、食欲が抑えられず食べ過ぎてしまうなど、人格が変化したような症状が出現します。

周囲の人から見て、パーキンソン病発症以前と比べて異常だと感じた場合は、衝動制御障害*、もしくはドパミン調節異常症候群に当てはまる可能性があります。

こうした症状は比較的年齢が若く、飲んでいる治療薬の量が多い男性に見られる傾向があります。対処が困難なのは、患者さん本人はこうした自分の行動を異常と感じないことです。ご家族や友人が非難したり否定したりすると、患者さん本人が反発してしまうこともあるため、客観的に、丁寧に説明することが重要です。薬の副作用は、運動症状とのバランスを見極めながら、抗パーキンソン病薬、具体的にはレードパやドパミン受容体刺激薬を減らすことで解消していきます。

いずれにしても、パーキンソン病に伴う症状、もしくは薬の副作用としてこうした症状が出る可能性を知っておき、異常行動を発見したら、できるだけ早く主治医に相談することが重要です。

副作用④ドパミン調節異常症候群

パーキンソン病によるドパミンの補充は本来運動症状を改善するためのもの。しかし……

精神面に作用してしまうこともある

異常な食欲

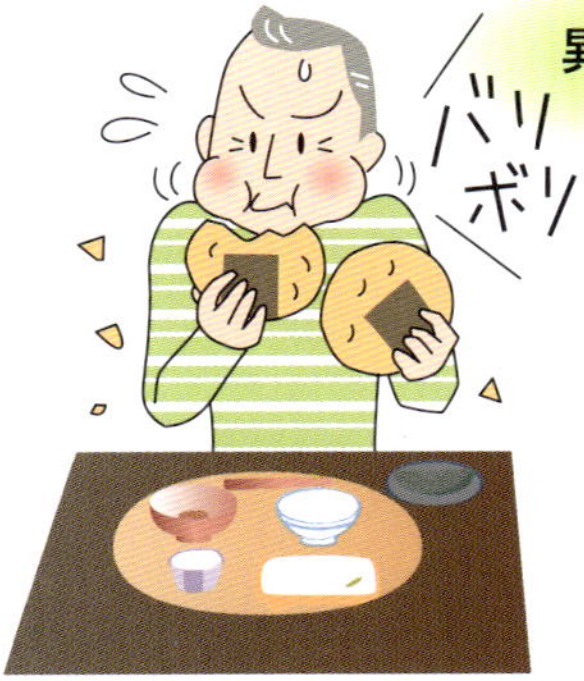

異常にギャンブルを続けてしまう

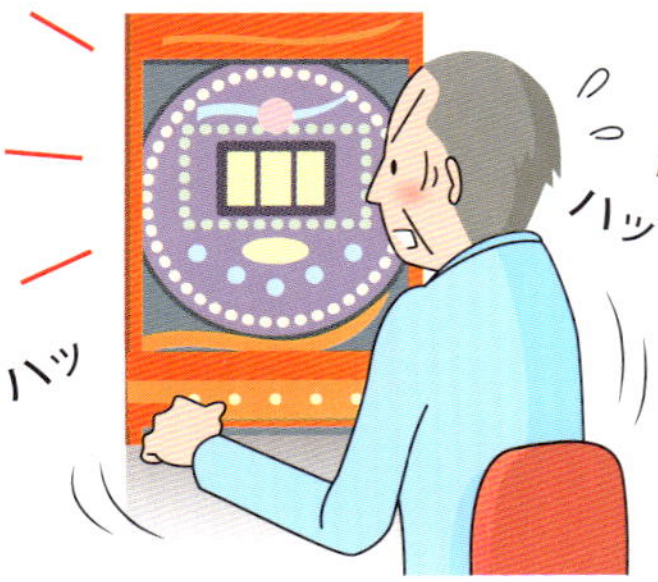

異常にたくさんの買い物

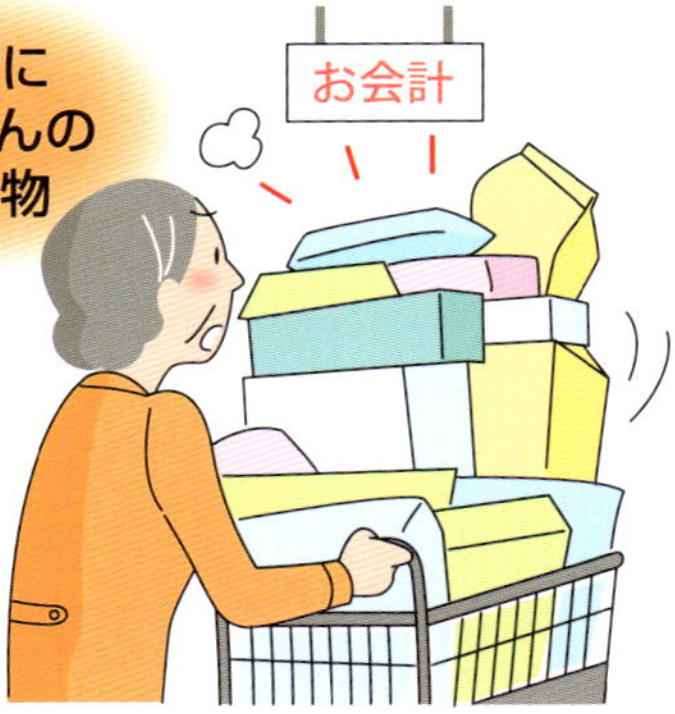

そのほか性欲が抑えられないなど人格が変化したような症状

発症以前と比べ異常と感じた場合は、「衝動制御障害」「ドパミン調節異常症候群」に当てはまる可能性がある

服薬の基本的な注意

守らねばならない注意事項

ここまで説明してきたように、パーキンソン病で服用する薬にはさまざまな種類があります。また、治療を進めるなかで、徐々に薬の種類が増えたり、ひとつにつき薬の服用量が増えていく傾向があります。服薬についてを十分に理解し、自分で服用量を減らしたりせず、疑問点があれば主治医とコミュニケーションをとってよく話すことが大切です。ここでは、服薬時の基本的な注意事項を紹介します。

❶ 飲み合わせに注意――ほかの薬との飲み合わせが生じる場合には必ず医師に伝える

パーキンソン病治療に使われる薬は市販の風邪薬、痛み止め、胃薬などといっしょに飲んでもほとんどの場合、問題ありません。市販のサプリメントもほとんど影響しないと考えられていますが、サプリメントには成分がはっきりしないものもあり、抗パーキンソン病薬の効果に影響を与える可能性のあるものもあります。新しく何かを飲み始める場合は、薬剤師や主治医に相談しましょう。

医師が処方する薬には、一部の抗パーキンソン病薬といっしょに飲んではいけない薬もありますので、別の医療機関にかかるときはパーキンソン病の治療で飲んでいる薬の内容を伝えましょう。また、逆に別の医療機関

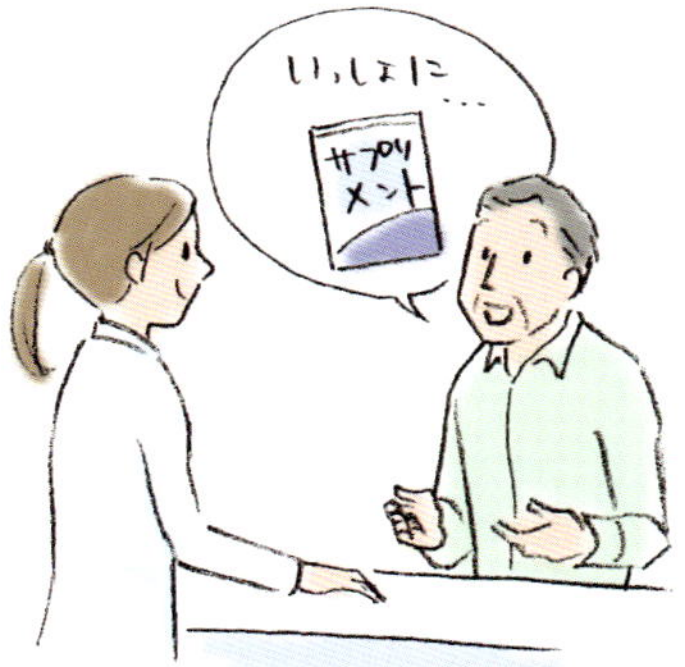

から薬が追加されたときは、パーキンソン病治療の主治医にもそのことを必ず伝えましょう。

②回数を守る——処方された回数どおりに飲まないと適切な薬を決めにくくなる

「何度も薬を飲むのが面倒なので飲む回数を変えた」「今日は調子がいいから、お昼の薬をやめてみた」などと、自分の判断で飲み方を変えないようにしましょう。主治医は、薬の効果ができるだけ一定になるように、抗パーキンソン病薬を処方しています。それなのに、患者さんが自分の判断で飲み方を変えてしまうと、医師は薬の効果を判定できず、病状も正しく把握できません。このため、次の処方の際、最適な薬の組み合わせが決めにくくなります。また、副作用が出た際に適切な対処ができないと、大変危険なこともあります。薬の服用のしかたがわかりにくかったり、薬を飲んでいて何か困ることがある場合には、必ず主治医に相談しましょう。

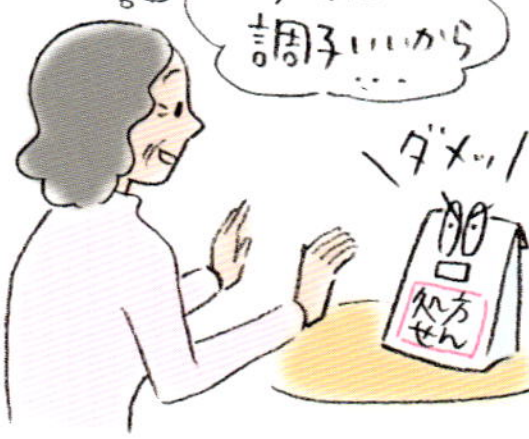

③タイミングを守る——服薬のタイミングを変えると効果が得られない場合がある

薬は、同じ量を飲んでも、人によって効果の出方が違います。これは神経細胞の状態や神経伝達物質の分解などの働きに個人差があるためです。また、同じ人でも飲むタイミングによって効果と副作用の現れ方が異なります。

とくにパーキンソン病の中心的な治療薬であるレードパは、服薬するタイミングを、食前、食後のどちらにするかで体内の濃度変動が大きく異なります。食前に飲むと薬の持続した効果が得られないだけではなく、必要以上に濃度が高くなることでウェアリング・オフ現象や（72頁）ジスキネジア（70頁）が起こりやすくなるといわれています。医師から特別な指示がない限り、Lードパは食事のあとに服用します。

④ 停止・減量の危険性に注意

——むやみに薬を怖がらず、必要な薬はきちんと飲む。自分の判断で薬をやめたり減らしたりすることはかえって危険

抗パーキンソン病薬は、それぞれ有効成分の働き方に違いがあるため、主治医は特徴を考え、組み合わせて処方しています。抗パーキンソン病薬は、急に飲むのをやめたり、極端に飲む量を減らしたりすると症状が急激に悪化することがあります。なかには急に高熱が出る、筋肉が異常にこわばるなどの「悪性症候群」を引き起こすことがあり、生命の危機につながることもあります。とくに暑い時期は、脱水と重なって症状が重くなりやすいので注意が必要です。

服薬で十分な量のドパミンを補充することができれば、パーキンソン症状がほぼなくなることも少なくありません。しかし、副作用を心配するあまり、必要量の薬が飲めていない患者さんをときおり見かけます。副作用

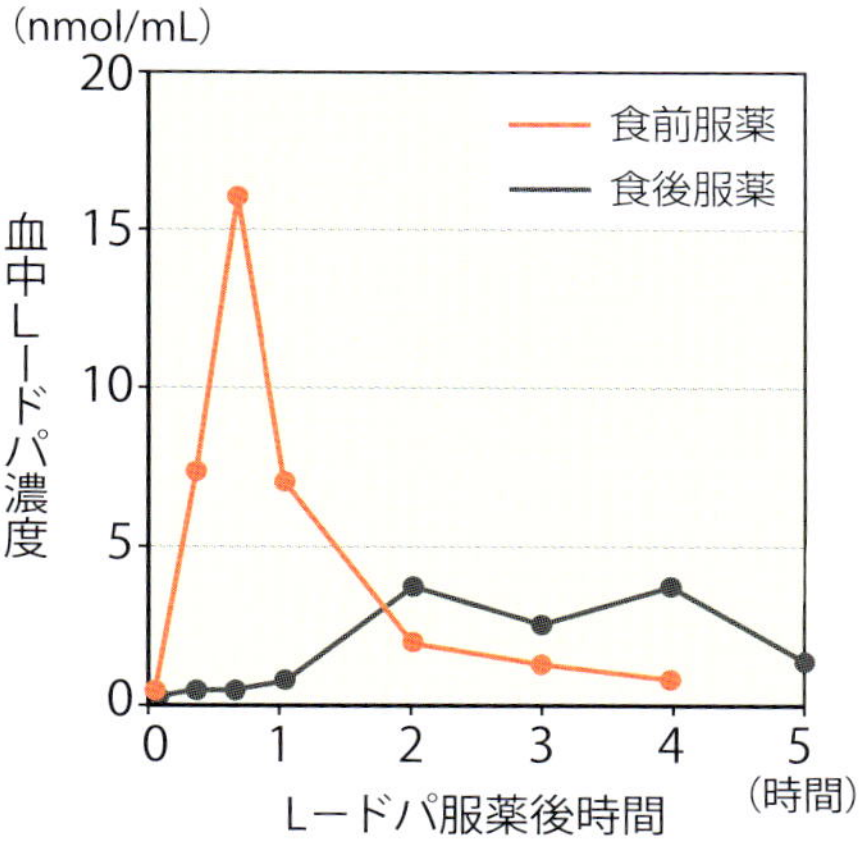

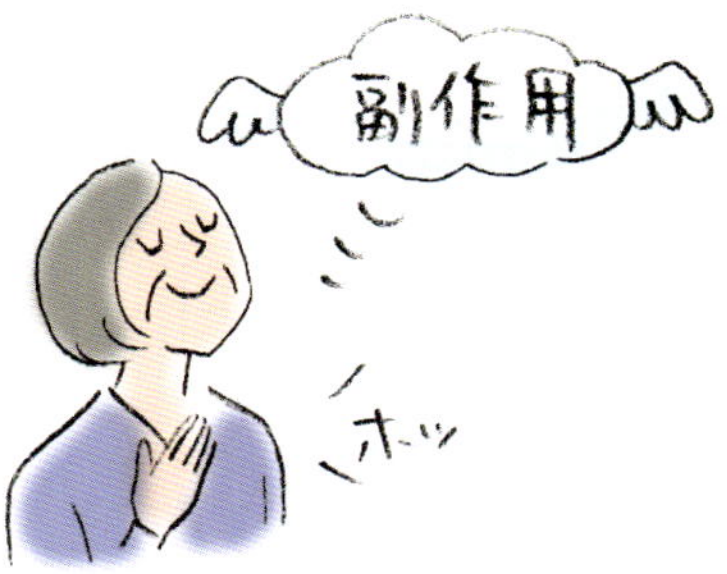

も治療することができるので、抗パーキンソン病薬は医師に相談しながら必要量をきちんと服用しましょう。

⑤ 減薬・変更はありうる——薬は始めたら絶対にやめられないわけではなく、変更できないわけでもない

一般的に抗パーキンソン病薬は長く飲み続けるものですが、症状が改善すれば量を減らせる場合もあります。また、さまざまな種類の薬があるので、ある薬を使ってみて、都合が悪いことがあれば、ほかの薬を試すことも可能です。十分効果を感じられなければ、やめることも可能です。

薬を飲み始めること、新しく薬を追加することに不安になりすぎず、主治医とよく相談しながら、ベストな薬の組み合わせを探しましょう。

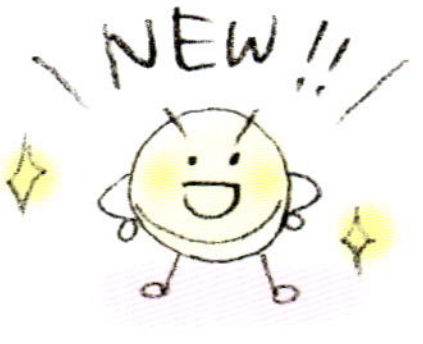

⑥ 相談によって改善できることがある——服薬上で困ったことは、小さなことでも相談を

錠剤が取り出せない、大きな錠剤が飲み込めない、上を向けず粉薬がこぼれてしまう、袋が開けられないなど、服薬において気になること、困っていること、やりにくいことがある場合には遠慮せずに薬剤師や主治医に相談しましょう。一度に飲む薬を1袋にまとめる（一包化《いっぽうか》）、同じ成分の小さな錠剤・口の中で溶けやすい錠剤へ変更するなど、さまざまな工夫をすることができます。

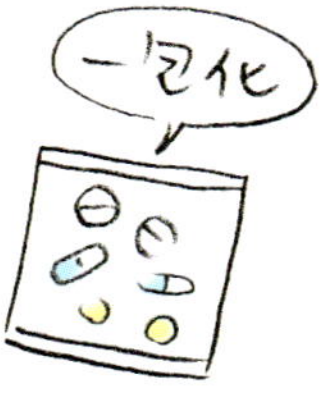

また、一部の抗パーキンソン病薬を飲むと、唾液や汗が黒くなったり、尿が赤っぽくなることがありますが、ほかの症状を伴わなければ、それは薬そのものによる着色ですので心配はいりません。

パーキンソン病の外科手術療法

脳を電気的に刺激する──脳深部刺激療法（DBS）

パーキンソン病が進行し、薬物療法で症状を改善するのが難しい場合、外科手術療法が検討されます。この手術は、脳深部刺激療法（Deep Brain Stimulation＝DBS）といい、脳の深いところに、直径1㎜程度の細い電線（DBSリード）を挿入する手術を行い、さらに、その電線に電気信号（パルス）を送るパルス発生器を胸の前部に埋め込むというものです。

患者さんへの負担は比較的少ない手術ですが、脳の中の刺激するべきポイントを外すことなくDBSリードを差し込む技術が必要で、非常に精密さが要求される手術です。

この手術を行うと振戦、筋強剛、無動などの症状が改善するとされています。また、ウェアリング・オフ現象が改善したり、服薬する薬の量が減らせる場合もあります。ただし、手術の効果は症状の軽減にとどまり、病気の進行そのものを食い止めることはできません。

DBSには、適応とならない患者さんもいます。

適応とならないのは、パーキンソン病以外のパーキンソン症候群の人、高齢者（75歳以上）、高度の認知機能障害のある人、高度の脳萎縮、高度のうつ、オン状態でも寝たきりとなるほどパーキンソン病が重症の人などです。

脳深部刺激療法（DBS）— 脳に電極を埋め込み、刺激する

DBSとは「脳深部刺激療法」といい、脳を電気的に刺激する療法。薬物療法では改善が難しい場合の選択肢として行われる

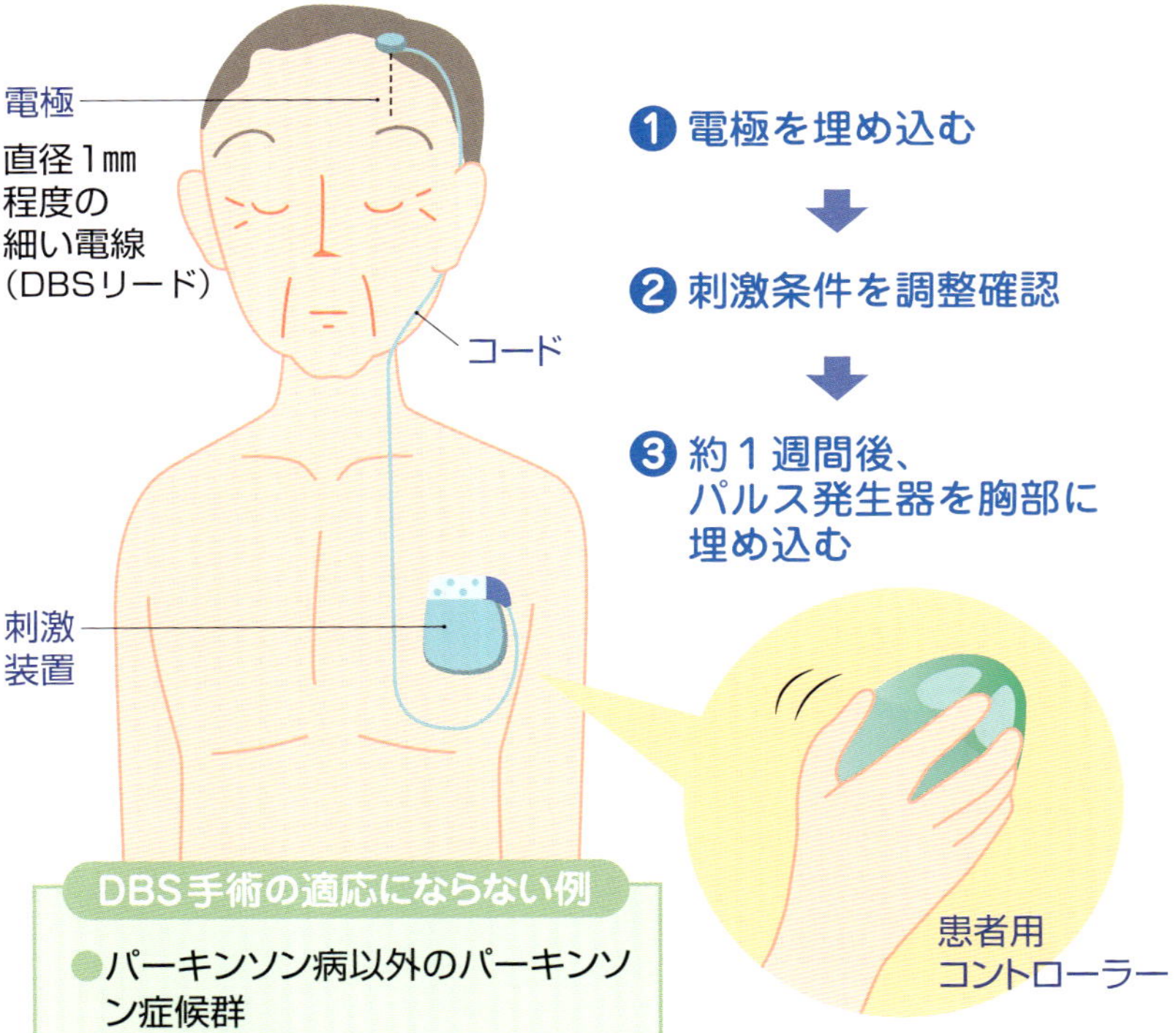

❶ 電極を埋め込む

❷ 刺激条件を調整確認

❸ 約1週間後、パルス発生器を胸部に埋め込む

コントローラーで刺激装置のスイッチの入・切、動作の確認ができる

DBS手術の適応にならない例

- パーキンソン病以外のパーキンソン症候群
- 高齢（75歳以上）
- 高度の認知機能障害
- 高度の脳萎縮
- 高度のうつ
- オン状態でも寝たきりとなるほどパーキンソン病が重症

期待される効果	振戦（ふるえ）、筋強剛、無動、ウェアリング・オフ現象の改善。薬の量を減らせる場合もある

脳深部刺激療法（DBS）手術の実際

手術では局所麻酔後、正確にDBSリードを挿入するために、頭部を〝フレーム〟という器具で固定します。そして、リードの挿入のために、頭骨に直径14㎜程度の小さな孔《あな》をあけ、DBSリードよりも細い電極を挿入して脳の電気活動を確認します。この際、患者さんは医師の指示に合わせて声を出したり、手足を動かして電気刺激がきちんと目標位置を刺激しているかどうかを確認します。きちんと刺激が届いていることを確認したあと、DBSリードを挿入。リードが脳内の正しい位置に収まったことが確認できたら傷口をふさぎます。その後、パルス発生器を胸に埋め込む手術を全身麻酔で行います。そして、側頭部の皮膚の下に、ケーブルを通してDBSリードとパルス発生器をつなぎます。

手術時間はDBSリードの埋め込みが4時間ほど、パルス発生器の埋め込み術は約1時間かかります。

手術のあとには、電気刺激の強さや時間などを最適な状態にするために、数回通院して調整します。

パルス発生器の電池の寿命は約5年間ですので、電池の寿命が近づいたときには、パルス発生器の交換手術を受ける必要があります。

手術を受けた患者さんは、パルス発生器が電磁波や電流の影響を受けて誤作動しないよう、携帯電話等は22㎝以上、低周波治療器は16㎝以上離して使用します。

実際のところ、近年、効果の高い薬が次々と開発されていて、服薬で症状をコントロールできることも多いので、外科手術を選択される患者さんはそれほど多くはありません。

脳深部刺激療法（ＤＢＳ）手術の実際

●フレームで頭部を固定し、DBSリードを挿入する軌道を決める

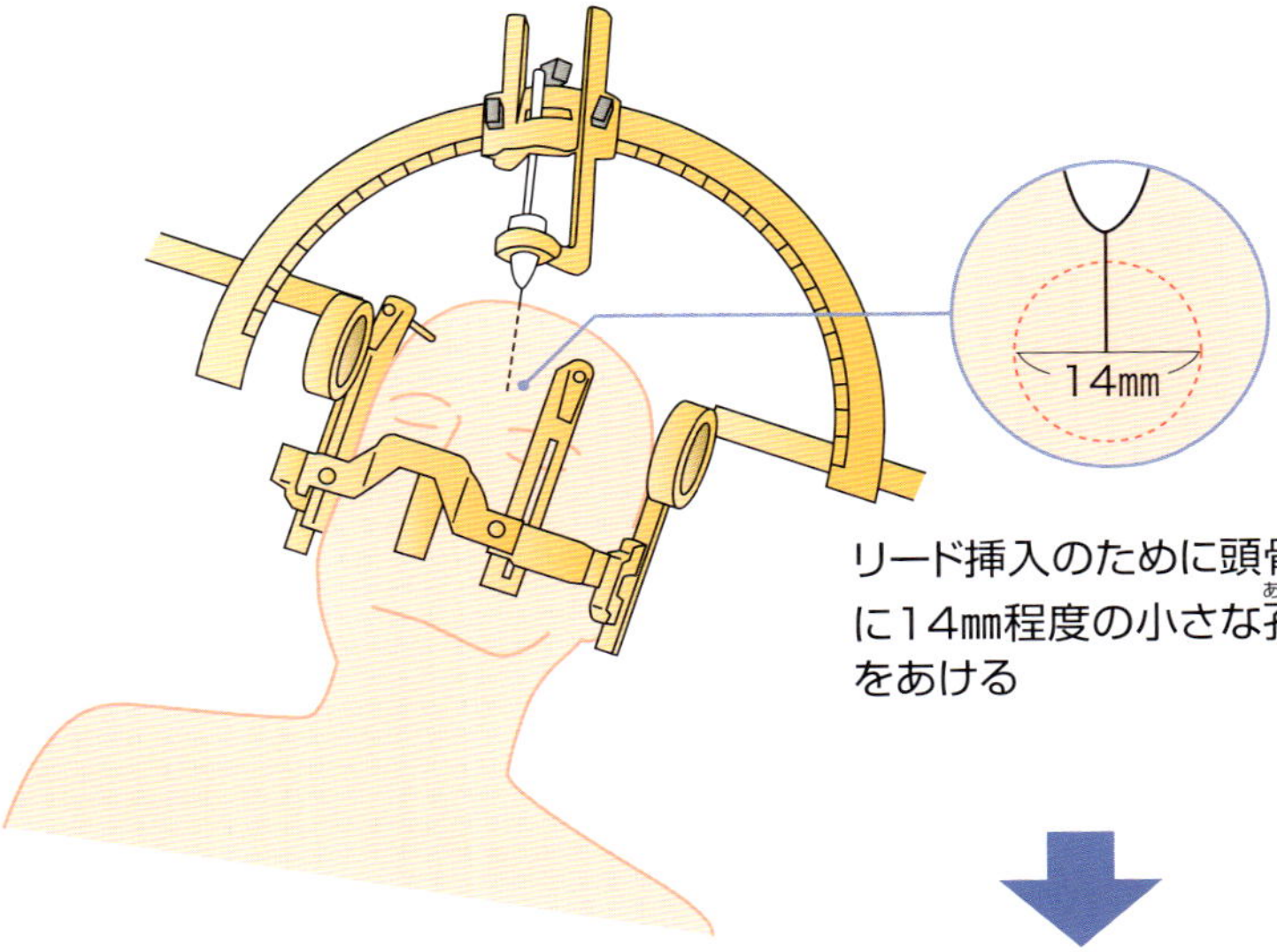

リード挿入のために頭骨に14㎜程度の小さな孔《あな》をあける

手術後、脳深部にDBSリードの入った状態

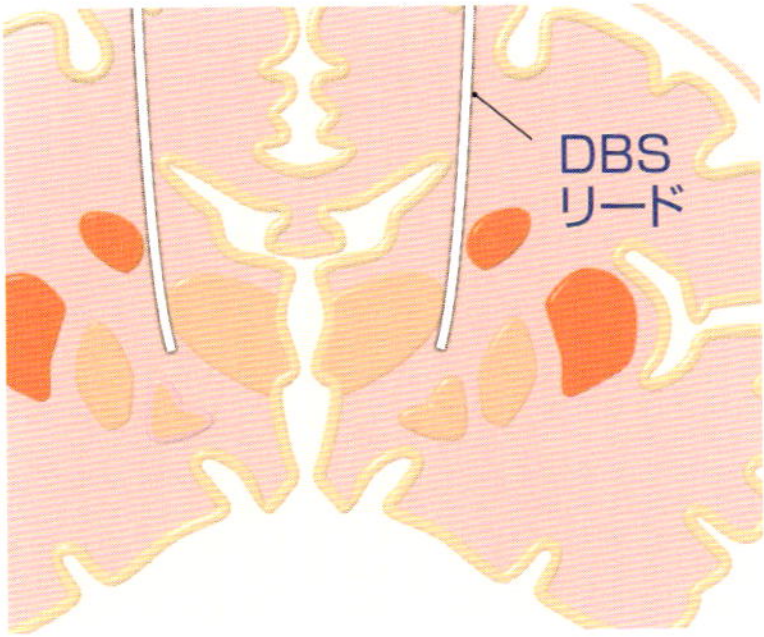

フレームをつけて撮影したMRIを参考に、コンピューターガイド下で精密に位置を定めてDBSリードを挿入する

手術後は、携帯電話など電磁波を発生するものの使用に気をつける

リハビリ入院ってなぁに？
集中的にリハビリの指導を受け機能を回復

リハビリテーションは自宅で行うこともできますが、毎日続けるのはなかなか大変です。また、本当に効果の上がる正しい方法で行えているか不安になることもあるでしょう。自分に合ったリハビリを学びからだの機能を取り戻すために、一定期間入院して集中的にリハビリの指導を受ける「リハビリ入院」が効果的な場合もあります。

具体的にはどのようなことを行うのか、パーキンソン病の診断を受けてから 12 年の A さん（女性）の例をご紹介します。A さんのリハビリ入院は５週間でした。まず、入院直後に筋力や姿勢、歩き方、手の機能や口の動きなどを調べる体力測定を受けました。これはリハビリの効果を入院前後で比べるためです。そして、理学療法士、作業療法士、言語聴覚士の担当者がつき、A さん向けのプログラムが組み立てられました。そのプログラムに沿って、４週間は月曜日から金曜日、お昼休みを挟んで朝から夕方までリハビリを行い、５週目には自宅で行うプログラムをスタッフと相談しながら自ら組み立て、実施しました。プログラムは、言語療法（顔や舌の運動、発声練習、早口言葉など）、運動療法（下肢や体幹のストレッチ、筋力トレーニング、マット運動、ダンスなど）、作業療法（風船バレー、手や顔のマッサージ、絵手紙など）で、内容、組み合わせは患者さん一人ひとり異なります。カラオケやテレビゲームなど、仲間と楽しみながら行うものもあったそうです。

入院の成果として A さんは、柔軟性やバランス感覚を取り戻したこと、筋力がアップしたこと、規則正しい生活の重要性がわかったことなどを挙げています。ただし、「リハビリは入院期間だけがんばればよいものではありません。リハビリ入院は具体的な方法を教えてもらうにはよいと思いますが、退院後は長期間続けられる自己管理が大切です」とも語っています。

リハビリ入院は受け入れ可能な病院が限られています。入院が難しくても、通所のリハビリテーションセンターなどを利用できる場合もあります。自分に合ったリハビリを続けるために、主治医や地域包括支援センターなどに相談してみましょう。

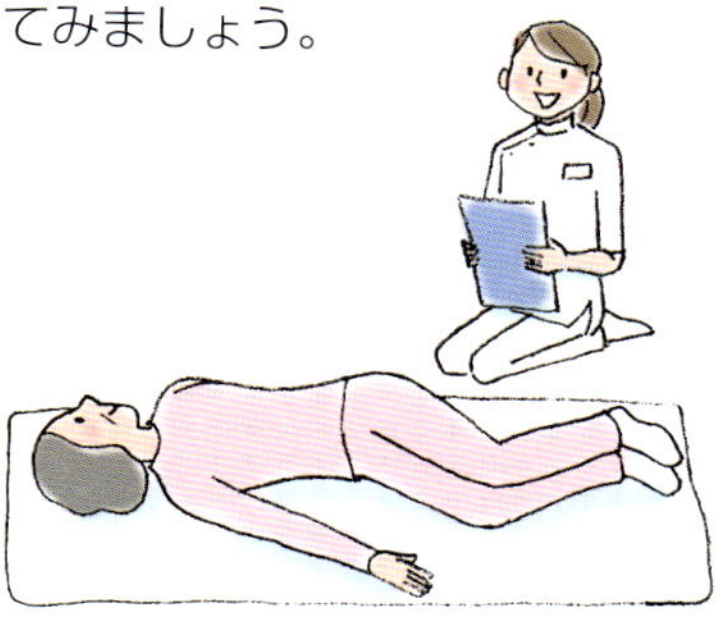

第4章

The fourth chapter

パーキンソン病と上手につきあう（リハビリとサポート情報）

パーキンソン病では、病気のどの段階でもリハビリが重要です。からだは動かさなければ筋力、柔軟性ともにどんどん衰えますので、治療中から積極的にからだを動かしましょう。そのほかにもパーキンソン病とともに生きていくための生活情報、社会的な支援などをまとめてご紹介します。

規則的な生活リズムが生活のコツ

服薬と症状変化の連動パターンを把握する

パーキンソン病と診断されると、「難病にかかってしまった」「今は根治する治療法がない」という事実を前に、悲嘆にくれ、絶望的な気持ちになってしまうかもしれません。

しかし、実際にはパーキンソン病は他の神経疾患に比べても進行がゆるやかですし、効果のある治療薬も多数あります。病気が長くなってくると、思いどおりにいかないことも出てきますが、完璧を目指さず考え方に少しゆとりをもつと、今後の生活を上手に続けられることが多いようです。

うまく付き合っていく秘訣の第一は、生活に一定のリズムをつくることです。患者さんごとに、病状や生活パターンは異なるので決まった型はありません。ただし、薬の効果と体調の関係をしっかり見極めるには、治療の初期から就寝や起床時刻、食事や服薬を規則正しくすることがとても大切です。経過が長くなって薬の効き方のオン時とオフ時がわかるようになったら、できるだけオンの時間帯にリハビリや外出、入浴などをしましょう。日内変動のリズムがわかれば、なるべく変動が少なくなるように、主治医と服薬の種類や方法について相談します。

1日の体調の変化をつかむには、左頁のような「症状日記」をつけてみるとよいでしょう。服薬により運動症状などがコントロールできていれば、「症状日記」を続ける必要はありません。

記入例

記入日　　年　　月　　日

時刻	動きやすさの度合い 1（良い）	2	3（普通）	4	5（悪い）	ジスキネジア 1（なし）	2	3	4	5（とても苦痛）	食事したら「○」	服薬したら「✓」	メモ欄（気になることがあったら記入してください）
午前1													
2													
3													
4													
5													
6			✓			✓							
7		✓				✓					○	✓	
8	✓							✓					
9	✓								✓				
10	✓							✓					
11		✓				✓							
12				✓		✓					○	✓	
1			✓				✓						
2	✓								✓				
3	✓						✓						
4		✓				✓							
5			✓			✓							
6				✓		✓							
7				✓		✓					○	✓	
8		✓				✓							
9			✓										
10													
11													
12													

（『改訂版やさしいパーキンソン病の自己管理』村田美穂編著（医薬ジャーナル社）をもとに作成）

リハビリや生活面の悩みは、専門の医療スタッフに相談

パーキンソン病と診断されたら、たとえ運動症状が気にならないほど早期でも、毎日しっかりとからだを動かし、運動不足からの筋肉の衰えを防ぐことが大切です。リハビリテーション（以下、リハビリ）を毎日きちんと行うことで、発症から長い年月が経っていても、移動や食事、入浴など日常生活動作で介助を必要とすることが少なくなります。

リハビリでどんな運動や作業訓練をどの程度行うかは、患者さんの症状によって異なります。医師に相談したうえで、必要があれば*理学療法士などリハビリの専門家の指導を受けて、正しい姿勢やからだの動かし方を学びましょう。日常生活の作業の訓練は、*作業療法士という専門家がサポートします。また、パーキンソン病では声が出にくくなることがありますが、この場合には*言語聴覚士による指導が受けられます。

パーキンソン病では自律神経の働きが弱くなることから、便秘に悩むことがあります。食事の内容や水分補給でも改善します。食事の内容や誤嚥《ごえん》の予防などは管理栄養士に、服薬に関する悩みがあれば、薬剤師にも相談できます。さらに、患者さんや家族が、身体障害者手帳の申請や介護保険制度の利用など社会的な支援を検討するときは、医療ソーシャルワーカーが力になってくれます。

このように、近年の医療機関では、患者さんを中心に医師をはじめさまざまな医療スタッフがチームを組んで患者さんをサポートする体制になっています。療養生活のなかで悩みにぶつかったときは、主治医や担当の看護師を通して、これら医療スタッフの力も借りましょう！

療養生活を支える医療スタッフ

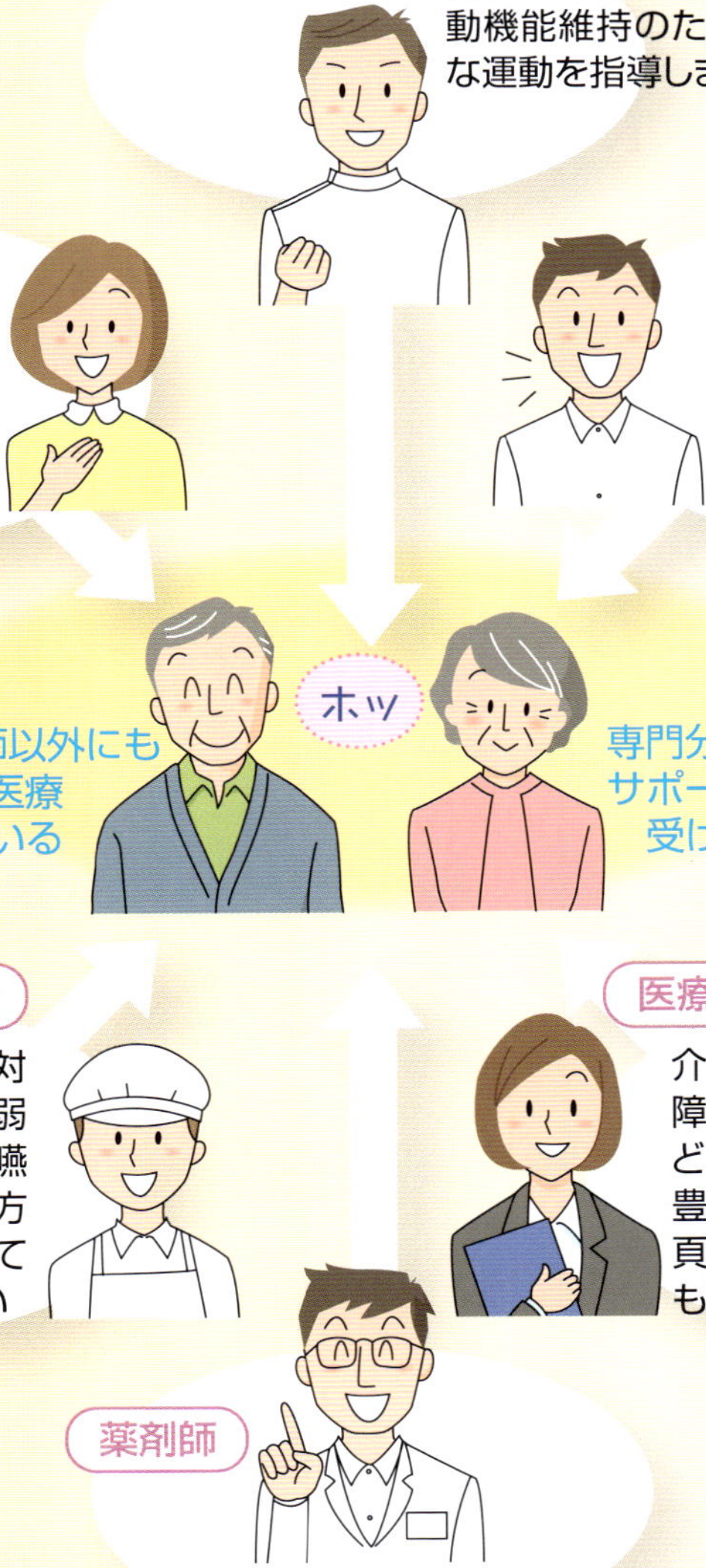

理学療法士

パーキンソン病の症状に合わせて、歩行訓練や、運動機能維持のための最適な運動を指導します

作業療法士

日常生活のなかの、着替え、食事、移動など、動作にかかわるトレーニングをいっしょに行いましょう

言語聴覚士

話しにくくなる発話障害や、ものを飲み込みにくくなる嚥下障害に関して、トレーニングを組み立てます

医師、看護師以外にもたくさんの医療スタッフがいる

専門分野のサポートを受けよう

管理栄養士

食事による便秘対策、飲み込む力が弱るために起こる誤嚥を予防する食べ方や食べ物についても、ご相談ください

医療ソーシャルワーカー

介護保険制度や身体障害者手帳の申請など、社会制度の知識が豊富。特定疾患（148頁）の認定等についてもアドバイスをします

薬剤師

薬が飲みにくい、手がふるえてうまく扱えないなど、薬に関するご相談はまかせて!!

リハビリテーションの実際

病気がどんな段階でも重要――❶運動療法

パーキンソン病では、意識して運動していないと運動不足に陥りますので初期の段階から運動を習慣化することが重要です。体力維持、柔軟性維持、筋力維持、パーキンソン病に特有な姿勢、歩行、動作への対応それぞれについてバランスよく、気分転換の要素を取り入れながら運動すると、継続するにも効果的です。実施するにあたっては、心臓や背骨（腰）、膝等に障害がないかを主治医に確認してもらってから行いましょう。

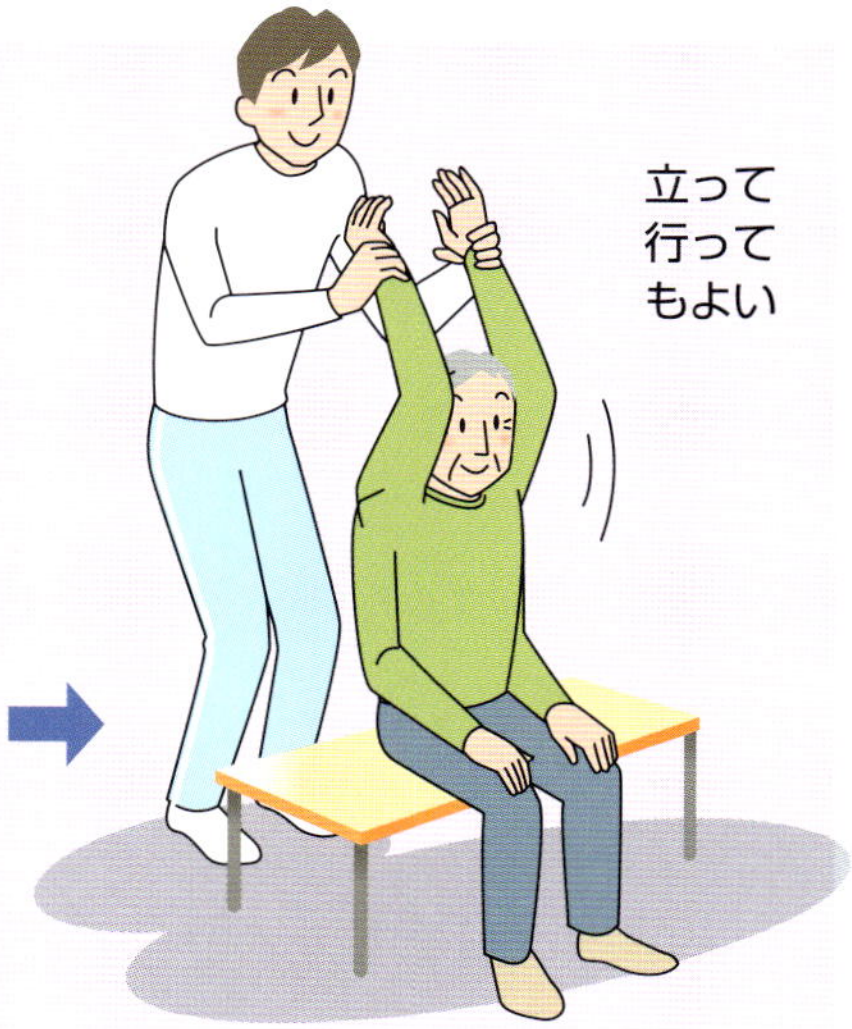
立って
行って
もよい

自分で伸ばすのが難しい場合は、
周りの人に手伝ってもらうとよい

ポイント

- できる範囲で1日に何回でもこまめに行う
- 1つの姿勢を20～30秒間保ち、5～10回くり返すのが理想
- できるだけからだを大きくゆっくり動かす

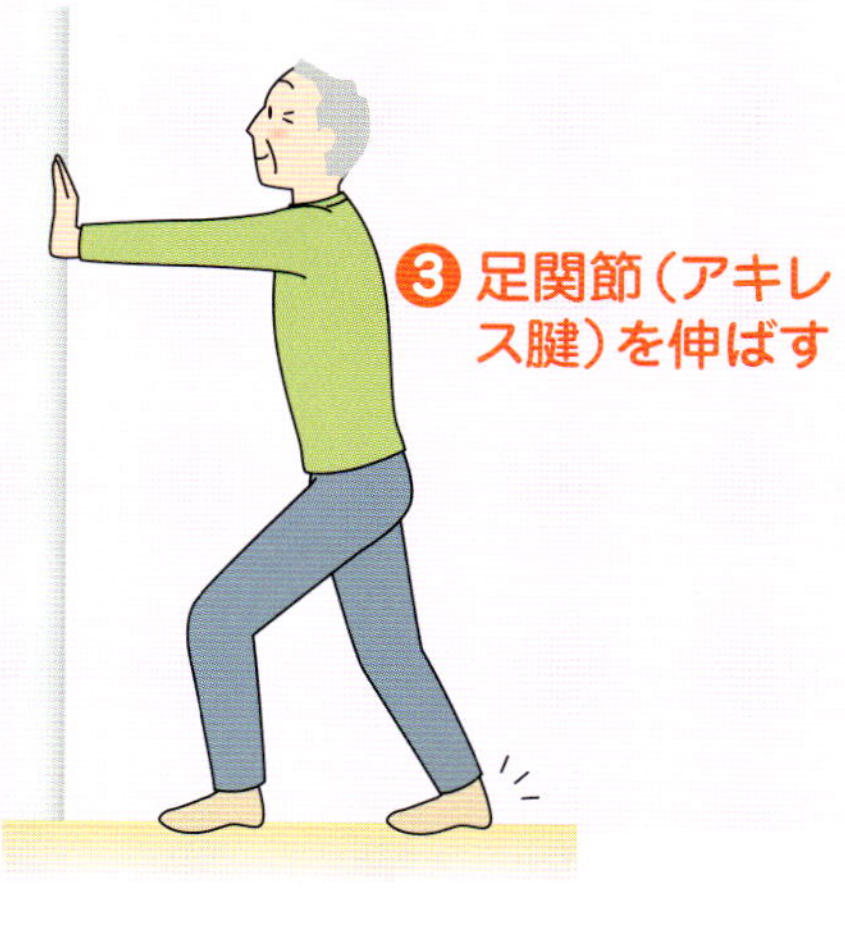
❸ 足関節（アキレス腱）を伸ばす

筋肉と関節の柔軟性維持のための運動

❶ 腕を伸ばす運動

【座って伸ばす】

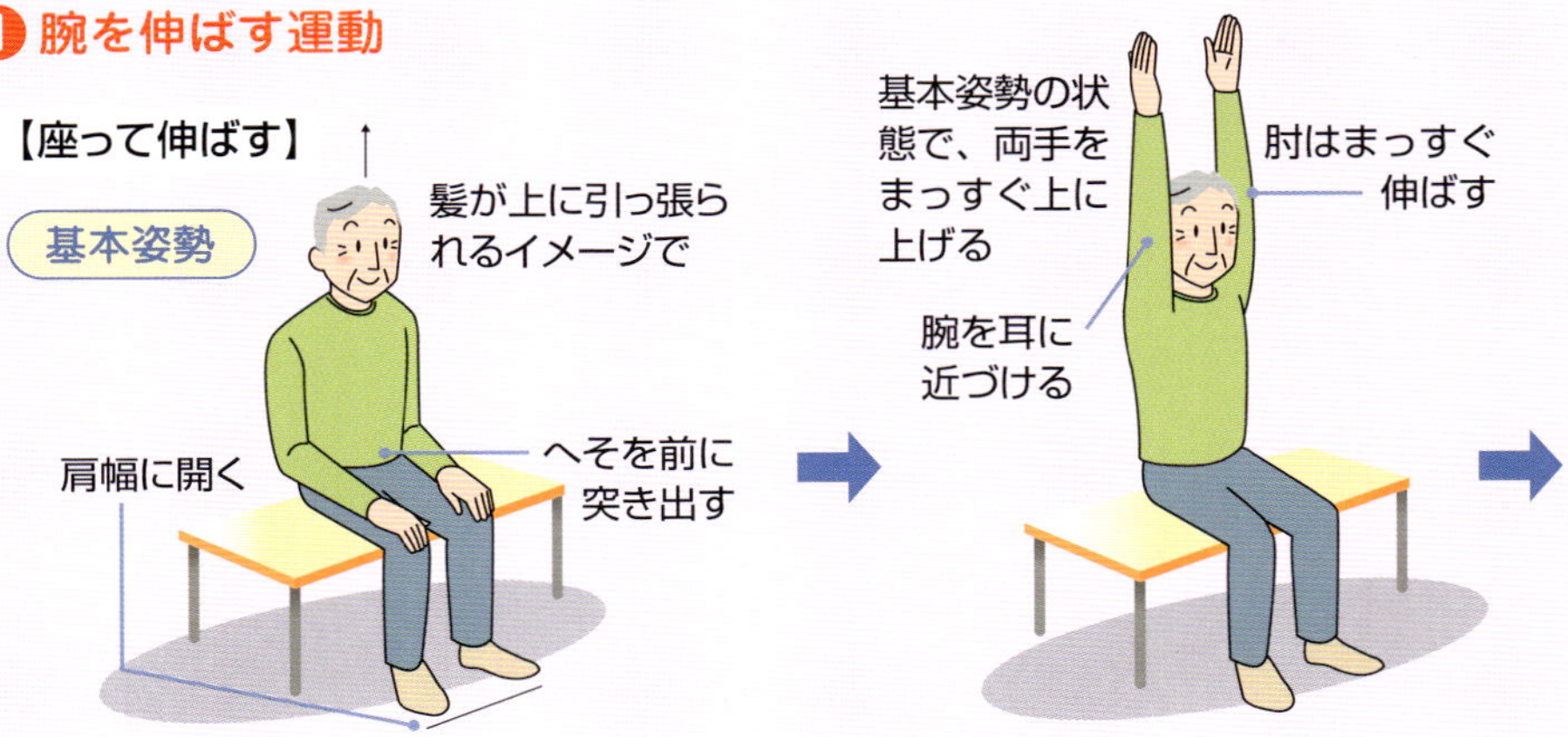
基本姿勢
髪が上に引っ張られるイメージで
肩幅に開く
へそを前に突き出す
基本姿勢の状態で、両手をまっすぐ上に上げる
肘はまっすぐ伸ばす
腕を耳に近づける

【仰向けになって伸ばす】

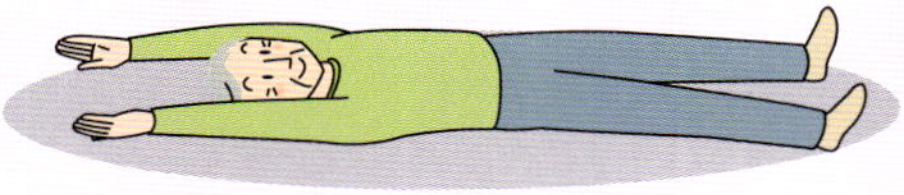

力を抜いて自然に手が床（ベッド）につくようにする

❷ 股関節のこわばりを防ぐ運動

仰向けに寝て、片足の膝を腕で抱え込むようにして胸のほうへ引き寄せる。反対側の足は、足先を伸ばす。これを左右交互に行う

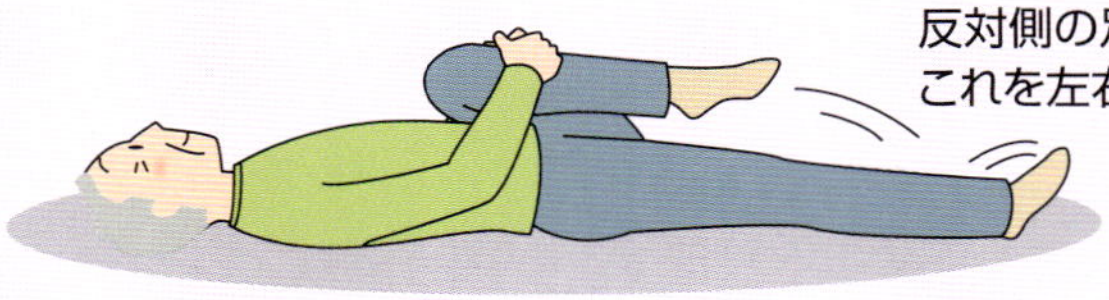

片足の膝を伸ばして、そのまま上へ引き上げる。反対側の足は、足先を前方へ伸ばす。これを左右交互に行う

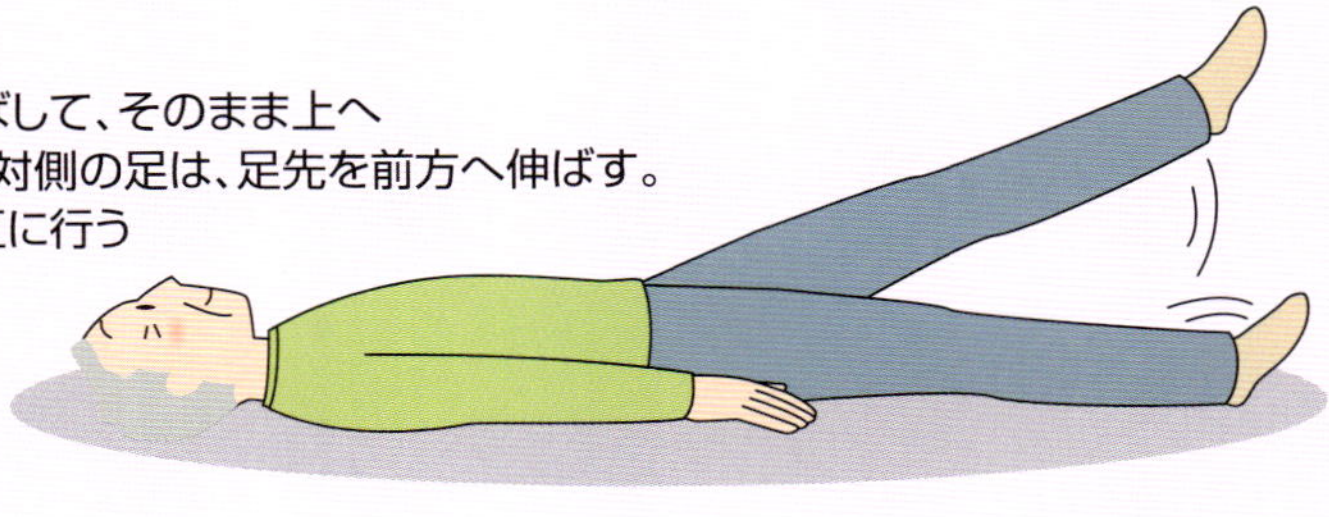

❻ 肩・腰の運動

【肩関節の運動】

片手でテーブルなどにつかまって立ち、反対側の腕を肩から大きく前後に振る。左右交互に行う

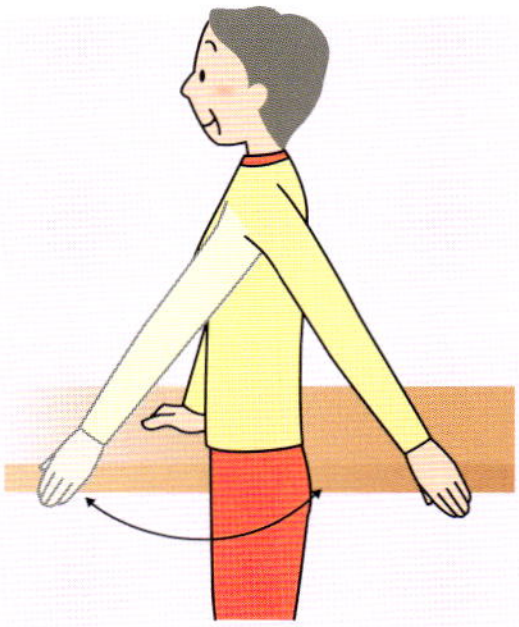

【腰の運動】

まっすぐ前を向いて座る。腕と顔を片側に持っていって腰をひねって数秒保つ。前に戻し、次に反対側にひねって同様に

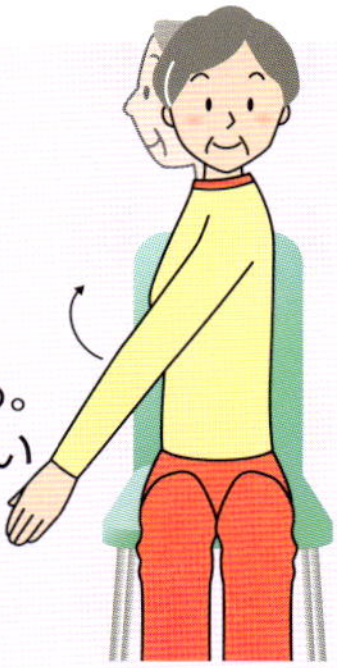

❼ 姿勢と歩行を改善する運動 運動回数の目安:各5回ずつ

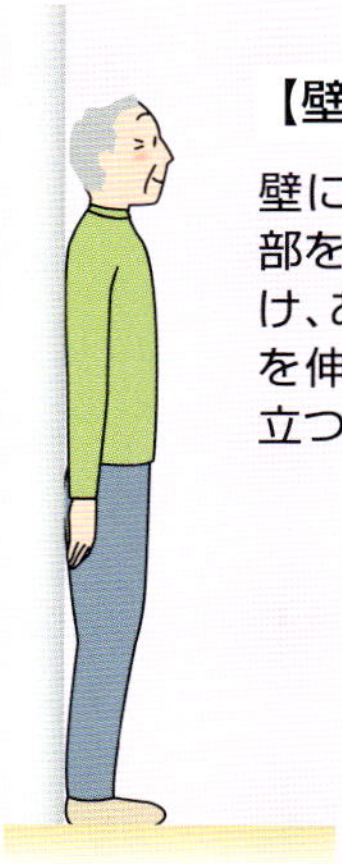

【壁を使った運動】

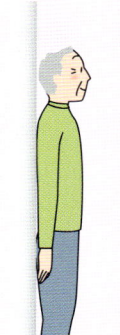

壁に、背中、踵、後頭部をぴったりとくっつけ、あごを引き、背筋を伸ばして1分ほど立つ

壁に両手のひら、胸をつけて、腕をいっぱいに伸ばす。首と背中が後ろに反れるくらいに、からだを伸ばす

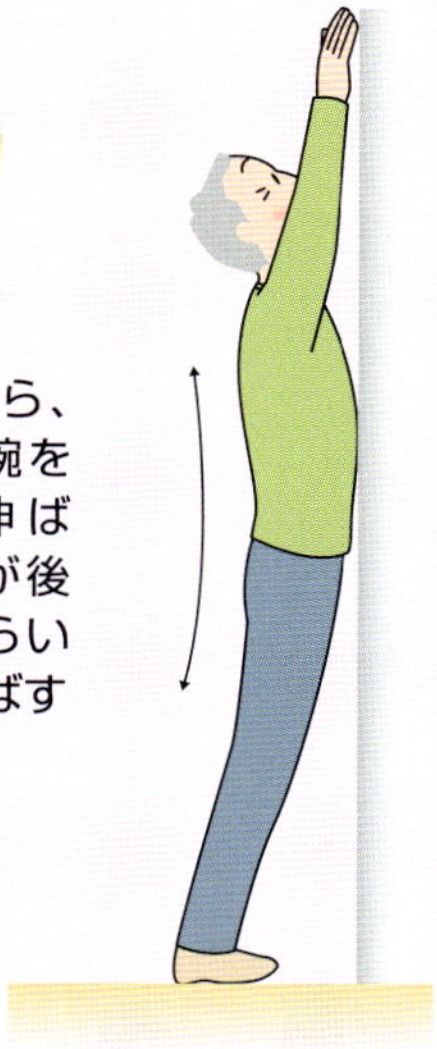

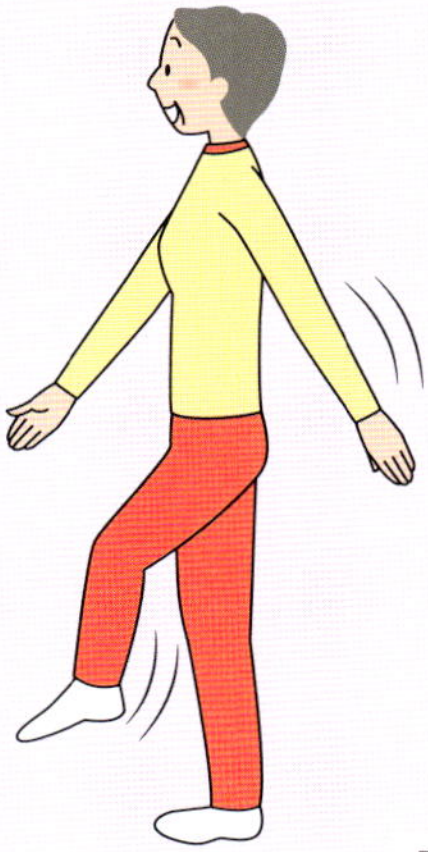

【歩行の運動】

「いち、に、いち、に」と声を出しながら、リズムをとって腕を大きく振り、足も大きく垂直に持ち上げて30歩ほど足踏みをする

【屈伸の運動】

立ったままゆっくりとからだを前に曲げて、背筋から腰までを十分に伸ばす

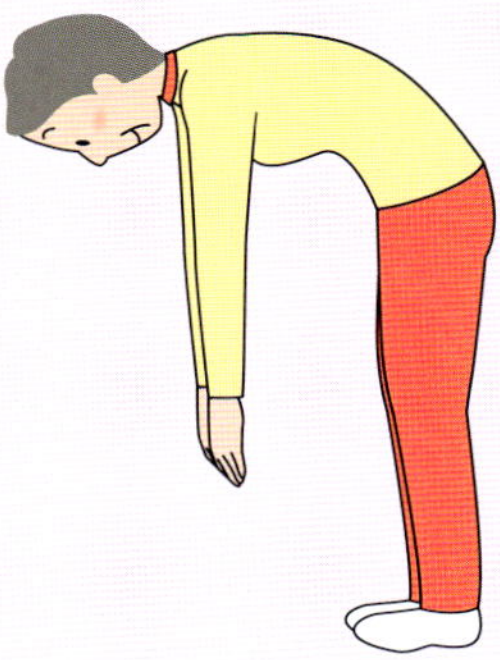

筋肉と関節の柔軟性維持のための運動

❹ 筋力維持のための運動

【背筋・臀《でん》筋《きん》の運動】

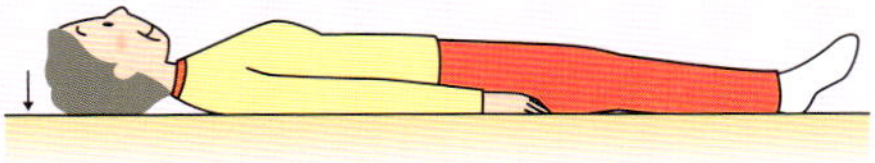

1 **頭を持ち上げる（後頭部の）筋肉**

あごを引いて後頭部を床（ベッド）に押し付ける

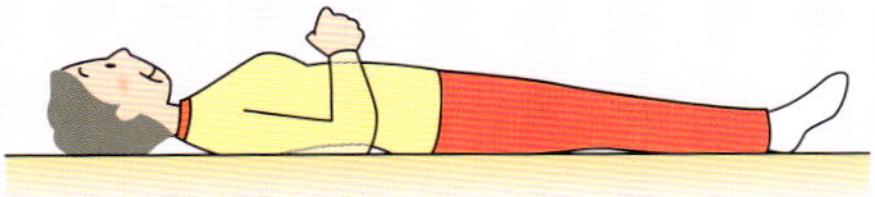

2 **背中の筋肉**

両肘で床を押し、背中の上部が持ち上がるようにする

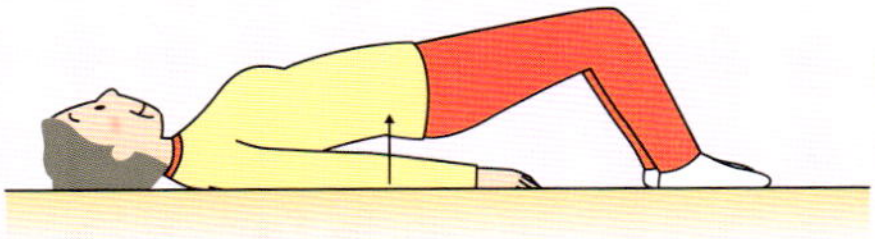

3 **背中・おしり・太腿の後側の筋肉**

両膝を曲げ、お尻と背中が床からできるだけ離れるように持ち上げる

❺ からだのバランスを改善する運動

【体重移動でバランスをとる】

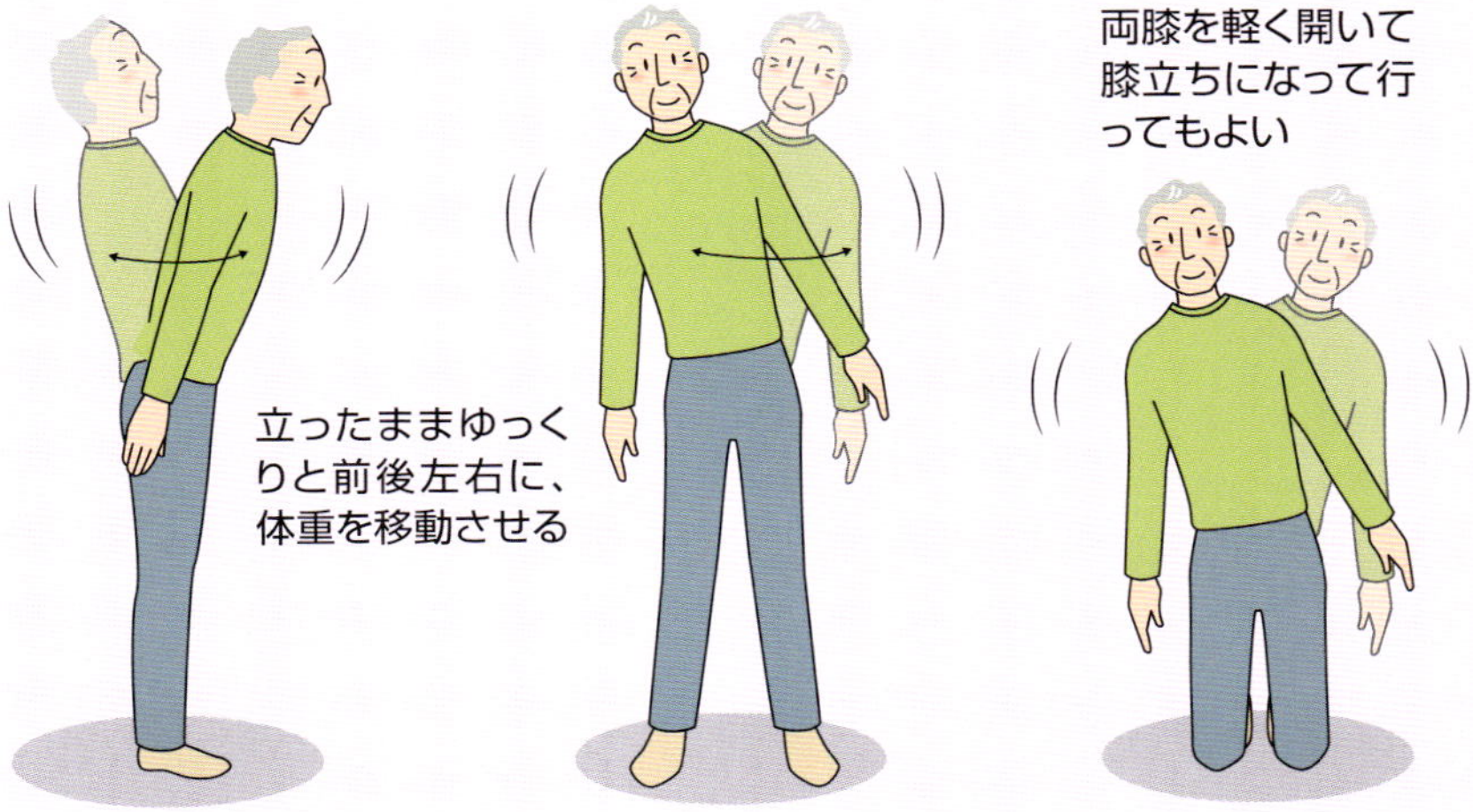
立ったままゆっくりと前後左右に、体重を移動させる
両膝を軽く開いて膝立ちになって行ってもよい

日常生活を維持するリハビリ――②作業（生活）療法

運動療法がからだを動かす基礎となる筋肉や関節を強化することが主な目的であるのに対し、作業療法では、日常生活に役立つ動き（手の細かな動き、寝返り、起き上がりなど）を維持、改善することを目的に訓練が行われます。これらのリハビリは、医療機関や医療施設の訓練室だけでなく、自宅で行うことも重要です。また、生きがいや交流、知的な刺激を受けるためのさまざまな生活療法も行われています。

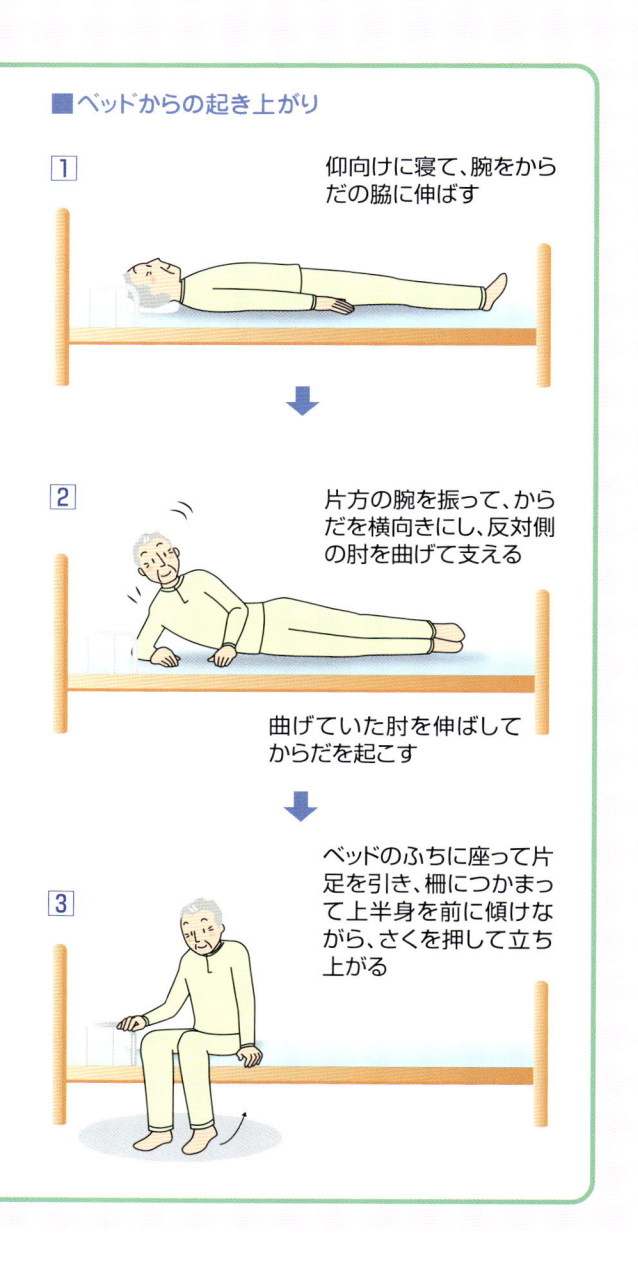

■ベッドからの起き上がり

1 仰向けに寝て、腕をからだの脇に伸ばす

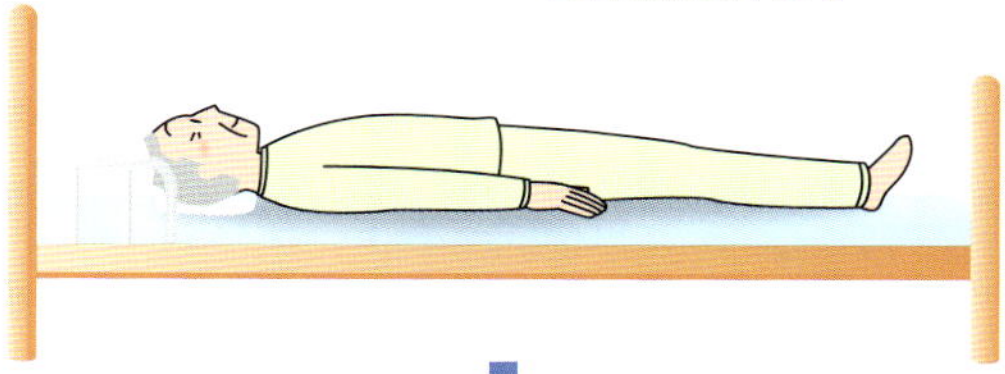

↓

2 片方の腕を振って、からだを横向きにし、反対側の肘を曲げて支える

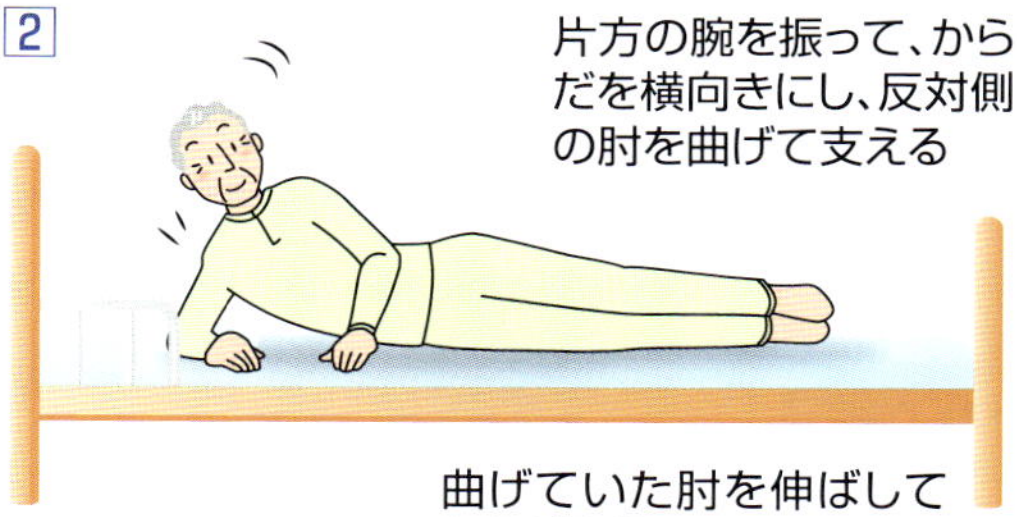

曲げていた肘を伸ばしてからだを起こす

↓

3 ベッドのふちに座って片足を引き、柵につかまって上半身を前に傾けながら、さくを押して立ち上がる

家事や日常の動作でもリハビリはできる

日常の動作も意識して行うとリハビリになる

文字を書く

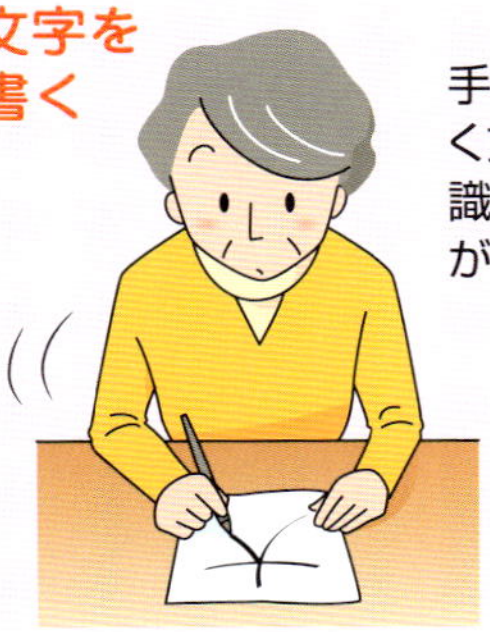

手の運動をかねて、大きく文字を書く練習を。意識しないと徐々に文字が小さくなりがち

着替えは自分自身で

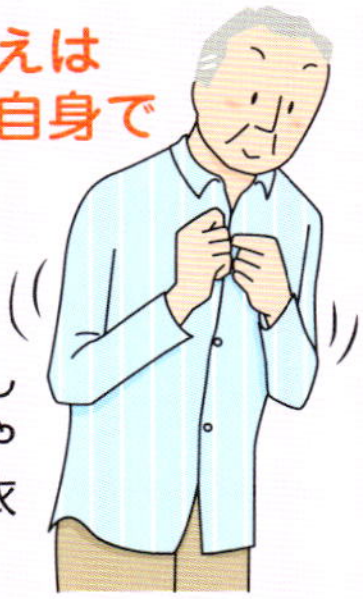

ボタンをとめるのが難しい場合はファスナーや面ファスナーつきの衣服にする

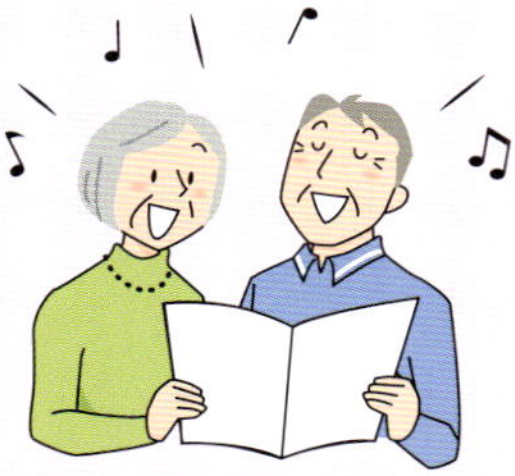

音楽を楽しむ

家族や仲間と歌や楽器演奏を積極的に楽しむことで、パーキンソン症状で障害されたリズム感を取り戻せることも。また、発声のリハビリやうつ状態の改善にもつながる

自宅で行う作業療法

■椅子からの立ち上がり

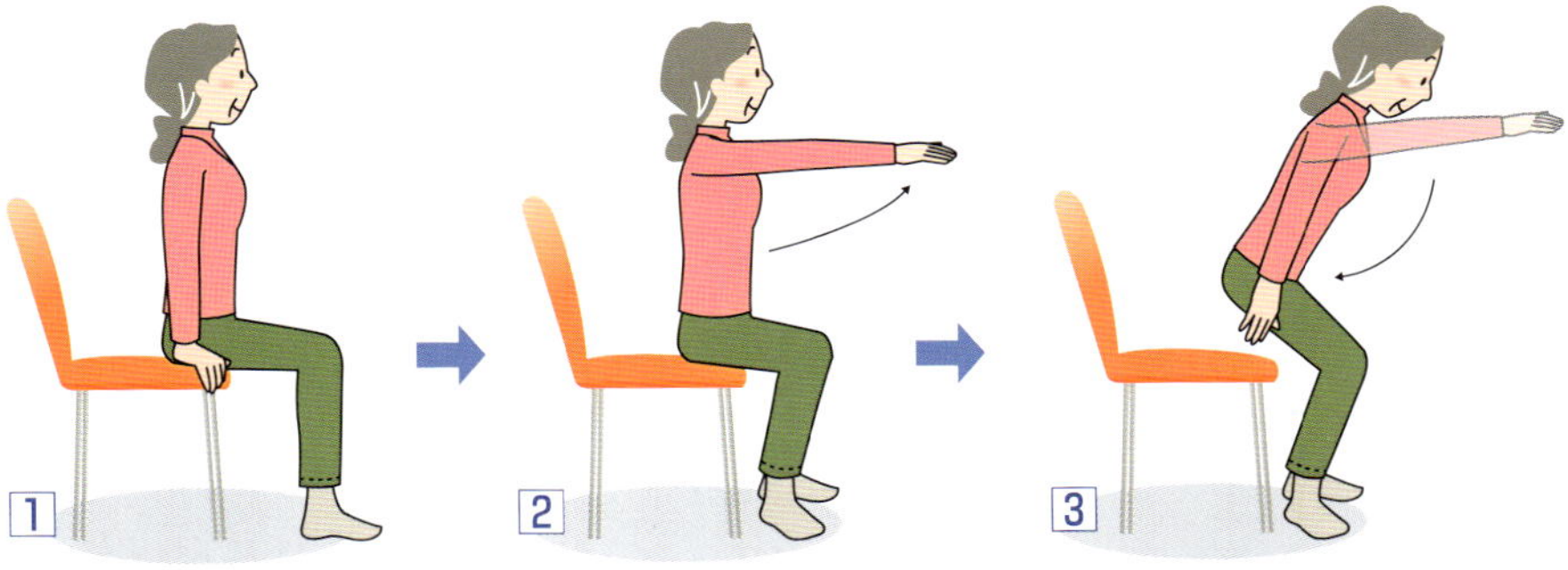

1 お尻を前ににじり出し、浅く腰かける

2 足を少し開く。膝よりもかかとが後ろにくるようにして、両手を前に伸ばす

3 両手を勢いよく振り下ろして、からだを前に倒しながら立ち上がる

コミュニケーション維持のリハビリ――③発話障害と言語療法

パーキンソン病の患者さんには、声が小さくなる、抑揚がなくなる、発音が不明瞭になるなどの症状が出る場合が少なくありません。

こうした話し方の障害（発話障害）は、病気の進行に伴って進むことが多く、周囲との円滑なコミュニケーションが徐々に失われていく可能性があります。

発話障害は次の1～5期に分けられます。

●第1期―発話の障害はとくに認められない。●第2期―声が小さくなる、ガサガサしてくるといった変化が現れる。●第3期―発話が不明瞭になる。●第4期―自然な話し方が失われてくる。●第5期―話の内容がまったく伝わらなくなる。

第2、3期に当てはまる変化を感じたら、第4期、第5期の状態になる前に積極的にリハビリテーションを行いましょう。声を大きくはっきり出す練習をすることで改善してくることがあります。

いつまでも自分の声で話すためには、自主練習やリハビリテーションはとても重要です。

しかし、体調や状況によっては、どんなに頑張っても自分の声だけでは相手に伝わらない場合があります。大切なことは人とのコミュニケーションが円滑に行われることです。ときには、拡声器や文字盤などの補助手段も併用して、柔軟に対応していきましょう。

自宅でできる発声のリハビリテーション

❶大きくてきれいな声で「あー」と発声する。できるだけ長く伸ばす。のどに負担がかかるので、怒鳴るような声にならないように注意する

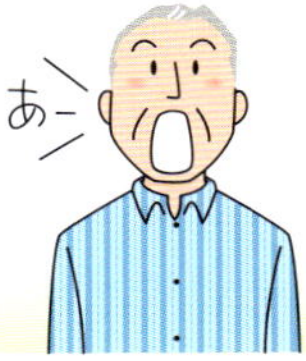

❷「あー」を使って、普段の声の高さから高い声へと上げていく。高い声を出すのが大変なときは「ド・レ・ミ…」と音階のように一段ずつ上げていくと出しやすい

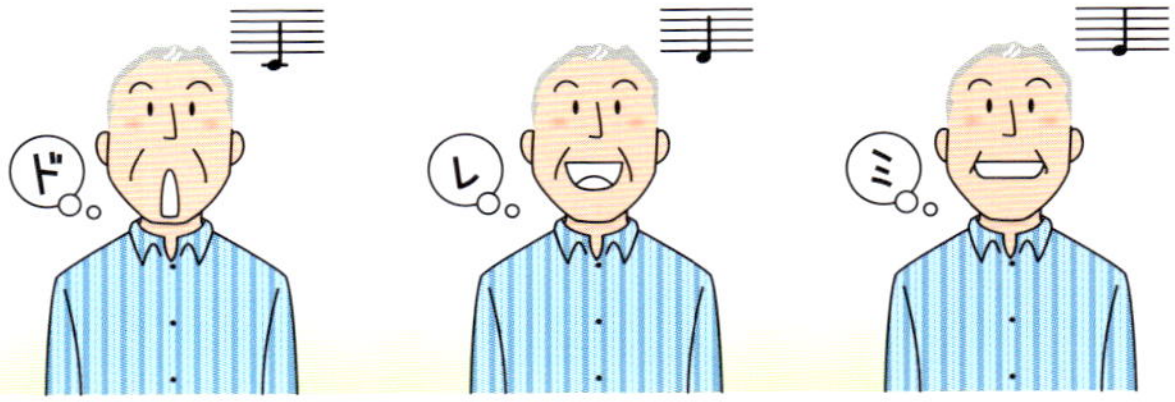

❸❷と逆に、普段の声の高さから低い声へと下げていく。これも一段ずつ下げていくと出しやすい

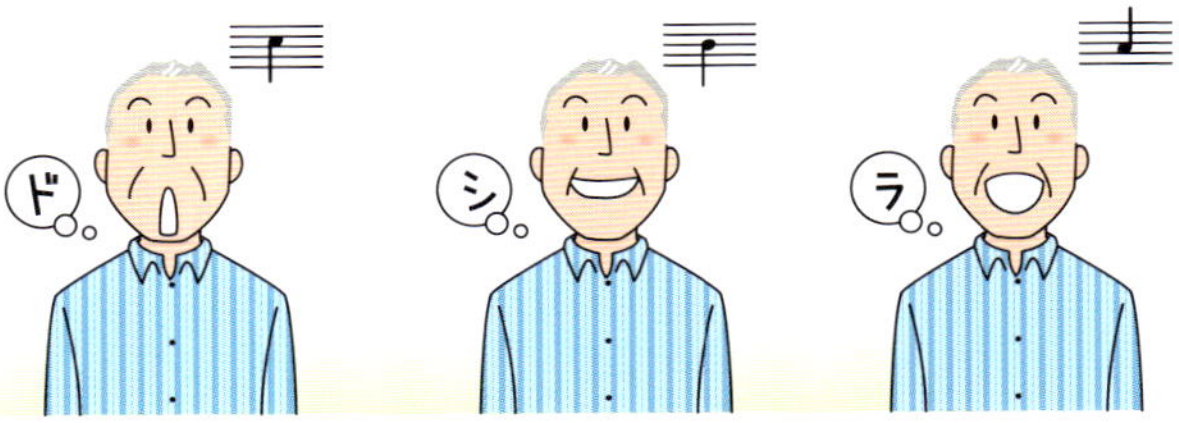

❹たとえば「おはよう」「いつもありがとう」など自分がよく使う言葉を10個くらい選んで、それを3～5回、大きな声で言ってみる。

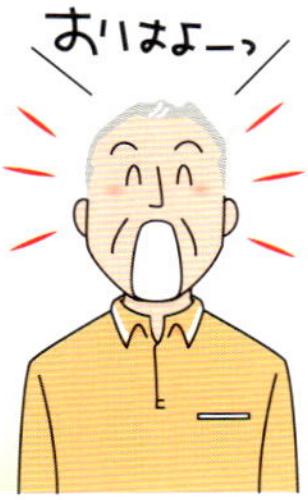

❺1日1つ「これだけははっきり言おう」という言葉を選び、生活の中で必ずはっきり言うようにする

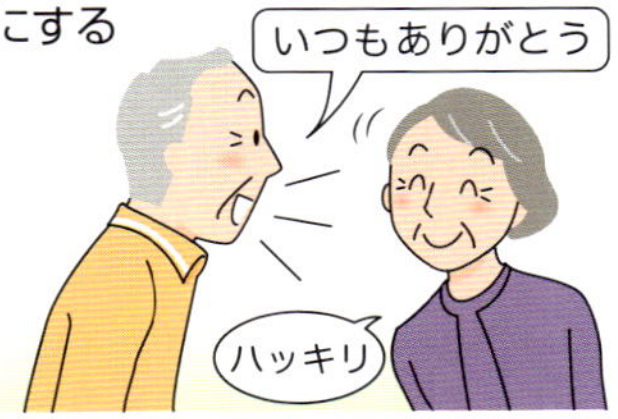

❻ときどき、自分の声を録音して聞き直してみる。はっきり言えていた、言えていなかったかを確認する

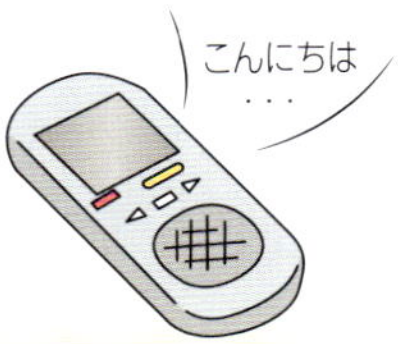

「声が小さいと言われるが、大きな声を出そうと思えば出せる」という人に適した練習法。1日2回、1回15分ほど実施する

飲み込む力が弱まるのを防ぐ——4 嚥下《えんげ》（飲み込み）障害と訓練

嚥下障害とは、食べ物や飲み物をうまく飲み込めないなど、口から摂取したものを食道に送り込み、胃腸へ送り出す一連の流れがうまくいかなくなることです。

パーキンソン病では、嚥下障害が起こる確率が高くなります。食べ物などが誤って気道に入ってしまうことによる「誤嚥性《ごえんせい》肺炎」（136頁）や、食べたものがのどの途中に残る「*咽頭残留《いんとうざんりゅう》」などを招きやすくなります。これらは、症状が重症であるほど出やすい傾向がありますが、症状が軽い時期であっても、自分で気づかないうちに嚥下障害を起こしていることがあります。

栄養状態の改善のため、誤嚥性肺炎予防のためにも、嚥下訓練は重要です。嚥下障害で薬を飲み込めないと、治療にも影響します。そのような場合は主治医に相談しましょう。

嚥下障害を防ぐリハビリ

のどの筋肉の働きが低下すると、嚥下障害が起こる。食事の前に肩や首まわりをリラックスさせ、口や舌を動かす

■舌の体操

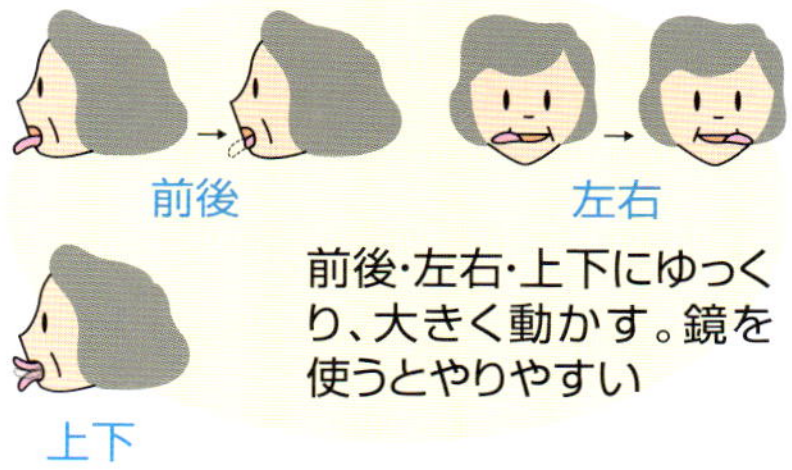

前後・左右・上下にゆっくり、大きく動かす。鏡を使うとやりやすい

■首と肩関節のストレッチ

首の運動

首を左右に傾けたり、左右に回す。前後に倒したり、ぐるりと回転させたりするのも効果的

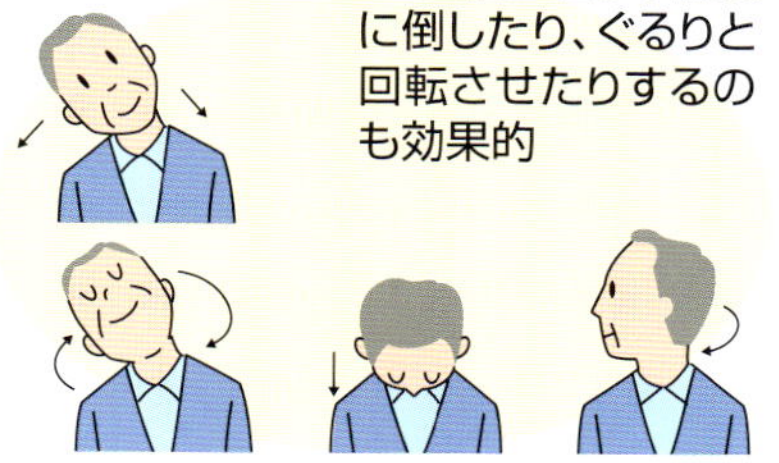

首・肩関節の運動

肩を上下させたり、軽く肘を曲げて肩を前後に回したりする

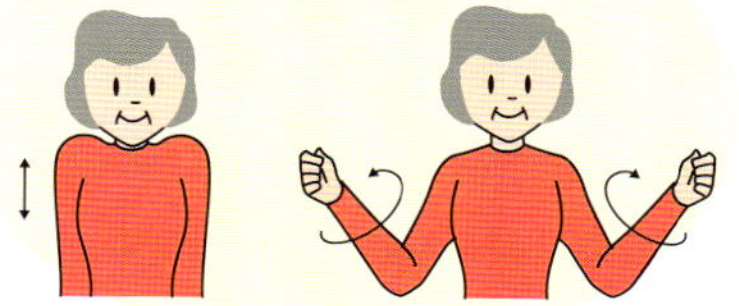

嚥下障害を防ぐためのチェックとリハビリ

自分でできる嚥下障害の判定

質問	ない	まれに	しばしば	よくある
❶ リンゴやクッキー、煎餅のような硬い物を噛みにくいと感じますか?				
❷ 飲み込んだ後、口の中、歯ぐきと頬の間、舌の裏に食べ物が残ったり、上顎部分に食べ物が貼りつくことがありますか?				
❸ 食べたり飲んだりするとき、食べ物や水分が鼻から出てくることがありますか?				
❹ 噛んでいる食べ物が、口から出てくることがありますか?				
❺ 自分は唾液が多いと思いますか? 口からよだれが垂れたり、唾液を飲み込みにくいと感じますか?				
❻ 噛んだ食べ物がのどを通過するとき、飲み込む動作を繰り返しますか?				
❼ 硬い食べ物を飲み込みにくいですか?(リンゴや煎餅がのどに詰まる感じがしますか?)				
❽ すりつぶした食べ物を飲み込みにくいですか?				
❾ 食べているとき、食べ物のかたまりがのどに詰まるような感じがありますか?				
❿ 水分を飲むとき、咳こみますか?				
⓫ 固い食べ物を食べるとき、咳こみますか?				
⓬ 食べたり飲んだりした直後、声がしゃがれたり、小さくなったり、声が変わりますか?				
⓭ 食事以外のとき、気管に唾液が垂れこみ、せきこんだり、呼吸しにくいことがありますか?				
⓮ 食事中、呼吸しにくくなることがありますか?				
⓯ ここ1年で呼吸器感染(肺炎、気管支炎)を患ったことがありますか?				

日本語版嚥下障害質問票. MB Med Reha 135 : 37-44、2011より一部改変

それぞれの質問に頻度で答える。「ない」であれば+0点、「まれに(月1回以下)」であれば+1点、「しばしば(週1〜7回)」であれば+2点、「よくある(週7回以上)」であれば+3点を加点する。また、質問15では「ない」であれば+0.5点、「ある」であれば+2.5点を加点。パーキンソン病では合計が11点以上のとき、嚥下障害が疑われる

嚥下障害の合併症と食生活の注意

誤嚥性肺炎　パーキンソン病患者さんは咳が出にくく、咳の力も弱いため、誤って気管に食べ物などが入ってしまうとなかなか吐き出せません。その異物が肺に入って炎症を起こすのが「誤嚥性肺炎」という合併症です。口の中を清潔に保ち、肺の中に汚れた異物が入らないようにすることが大切です。

窒息　パーキンソン病患者さんの窒息事故は健常高齢者よりも多いことが知られています。食べ物を小さく噛み砕けなかったり、食べ物を送り込む力が弱かったりすると、のどに食べ物を詰まらせて窒息を引き起こします。普通に食事をしていても窒息を起こすことがありますので、万が一のときにはご家族や介護者が掃除機や吸引器を使って、迅速に食べ物を吸い出すことが必要になります。

調理と食事の注意

●ひと口で飲み込むには大きい食べ物（にぎり寿司やまんじゅうなど）は小さく食べやすい大きさに。のどを通りにくい食べ物（もちや硬い肉など）は避ける。

●噛んでいるうちに水分が出てきてむせやすいもの（高野豆腐，油揚げ、果汁の多い果物など）、小さくて気管に吸い込んでしまいやすいもの（豆類など）に注意する。

●介護者は、ひと口の量を少なくし、口の中の食べ物がなくなってから次のひと口を与えるようにする。

舌の動きやのどの筋力が弱まり、口から十分に食事や薬が飲めなくなったら、鼻からチューブで胃に栄養を入れる経鼻経管栄養法などの〝*経管栄養法〟を検討することもあります。

食事で気をつけたいこと・注意すべき食品

注意すべき「嚥下障害」による合併症は、以下の２つ

❶ 誤嚥性肺炎

異物が肺に入って
炎症を起こす

❷ 窒息

食べ物がのどに
詰まり、気道が
塞がれる

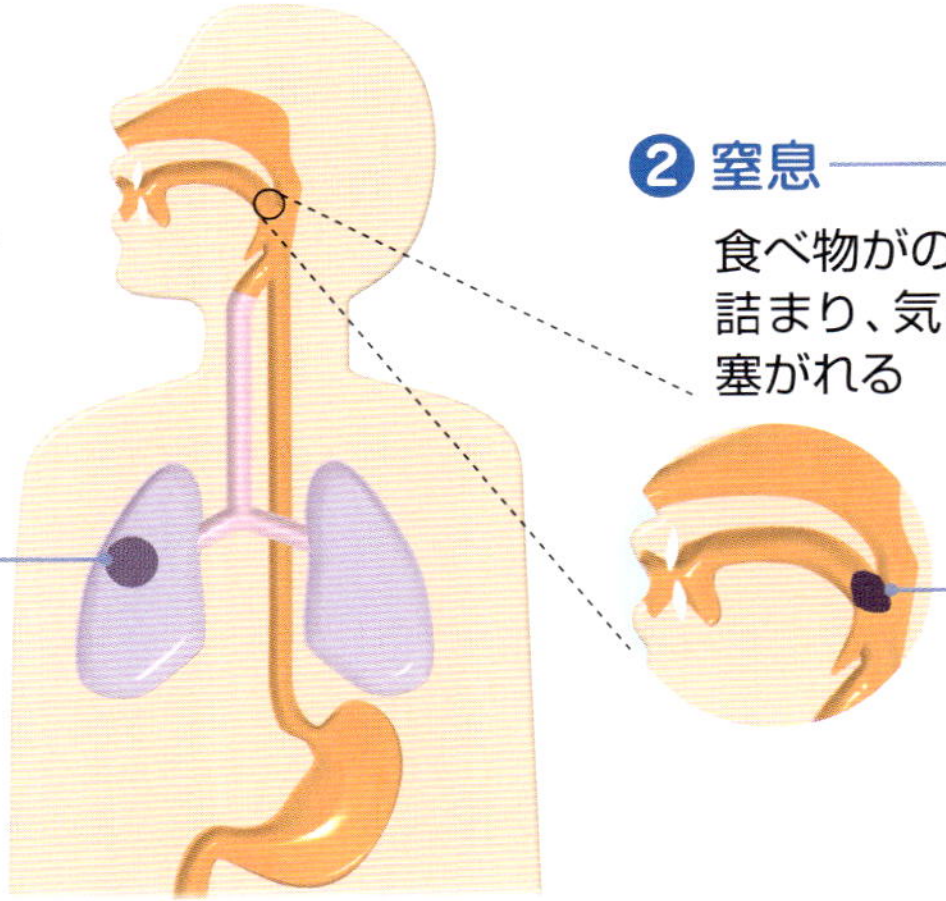

◆ 誤嚥・窒息を起こしやすい食品 ◆

気管に入り込みやすいもの	豆、豆状の お菓子など
一口では飲み込めないもの	にぎり寿司、 硬い肉など
粉っぽいもの、 むせやすいもの	きな粉をまぶしたお菓子、サブレ、 高野豆腐など
パサパサ、ホクホクしたもの	かたゆで卵、らくがん、焼き芋など
酸味の強いもの	レモン汁、酢の物など
粘りや弾力の強いもの	もち、もち菓子、 こんにゃく、 こんにゃくゼリーなど
上あごに張り付きやすい もの	焼きのり、わかめ、 パン、もなかの皮 など

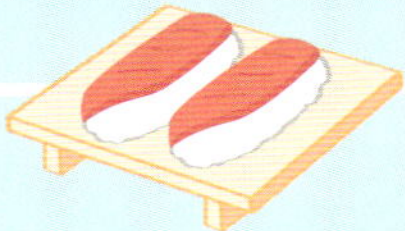

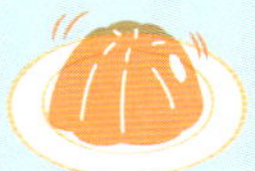

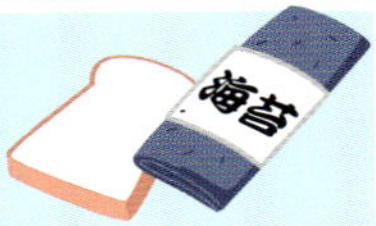

家族もパーキンソン病を理解しよう

介護は家族だけで抱え込まない

家族の一員が難病になると、家族はどのように接したらいいのか途方に暮れてしまいます。しかし、家族の理解と支えは必ず患者さんの力になりますから、ここであわててはいけません。パーキンソン病は、長い時間をかけて変化が出てきますので、患者さんも家族も同様に時間をかけて受け止めていきましょう。可能であれば薬の飲み方やリハビリをいっしょに学び、介護サービスなどを受けながら「折り合い」をつけることが大切です。

病院や保健所、患者会やＮＰＯが開く講習会など、病気について学ぶ機会をぜひ利用してください。いっしょに暮らす家族がこの病気についてよく理解している場合と、そうでない場合とでは、患者さんの病気の経過が明らかに違ってきます。

家族ができることでいちばん大切なのは、患者さんが上手にこの病気と付き合っていける環境をつくることです。ただし、家族だけで支えようとすると精神的・身体的負担が非常に大きくなります。家族だけで介護を抱え込まず、ホームヘルパーやデイサービスなど、必要な介護サービスを活用しましょう。

家族が患者さんを援助するのと同時に、家族もまた周囲から援助されるべきです。担当のケアマネジャー、あるいは近くの地域包括支援センターや病院の医療ソーシャルワーカー、市区町村の福祉担当窓口などに相談してみてください。

家族が病気と上手に、前向きに付き合っていくためのポイント

❶ 家族の共倒れを防ぐ

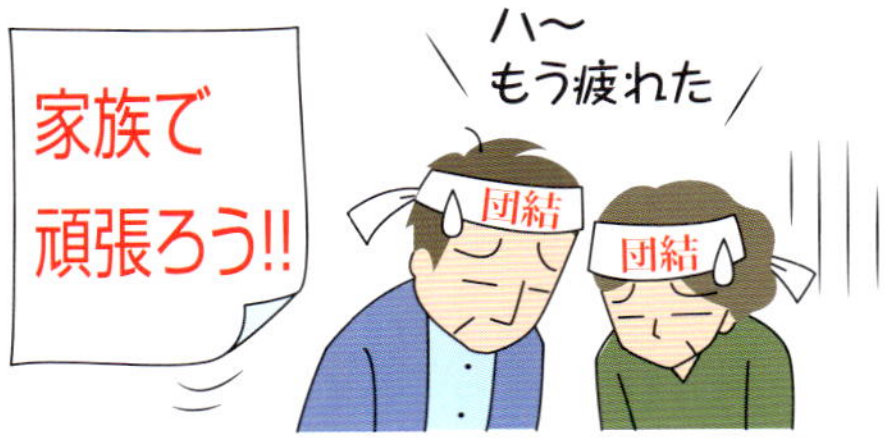
家族で
頑張ろう!!
ハ〜
もう疲れた
団結
団結

ポイント

「家族だけでがんばる」という気持ちが強すぎると共倒れになりがち

❷ 自分を責めない

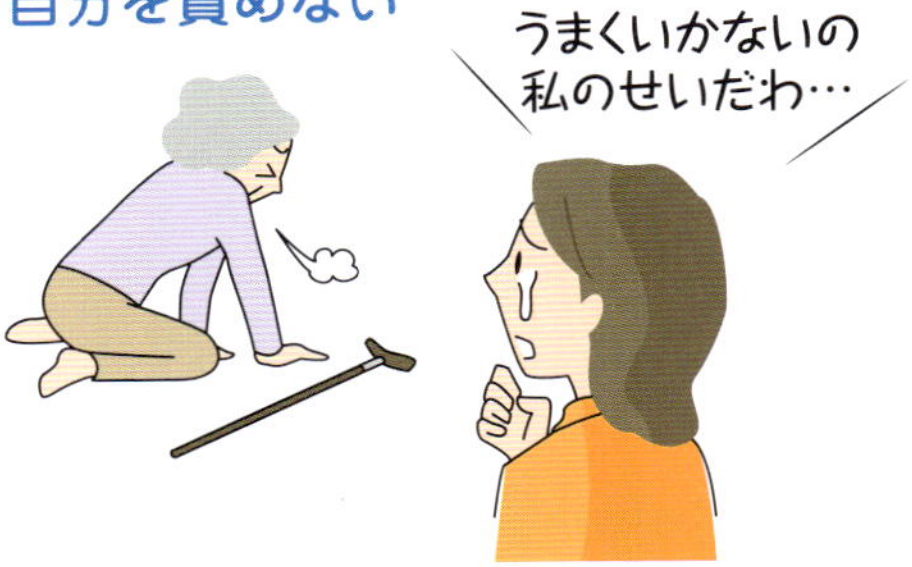
うまくいかないの
私のせいだわ…

ポイント

家族だけでの「完璧な介護」はあり得ない。うまくいかないからといって、自分を責めない

❸ お客様扱いに注意

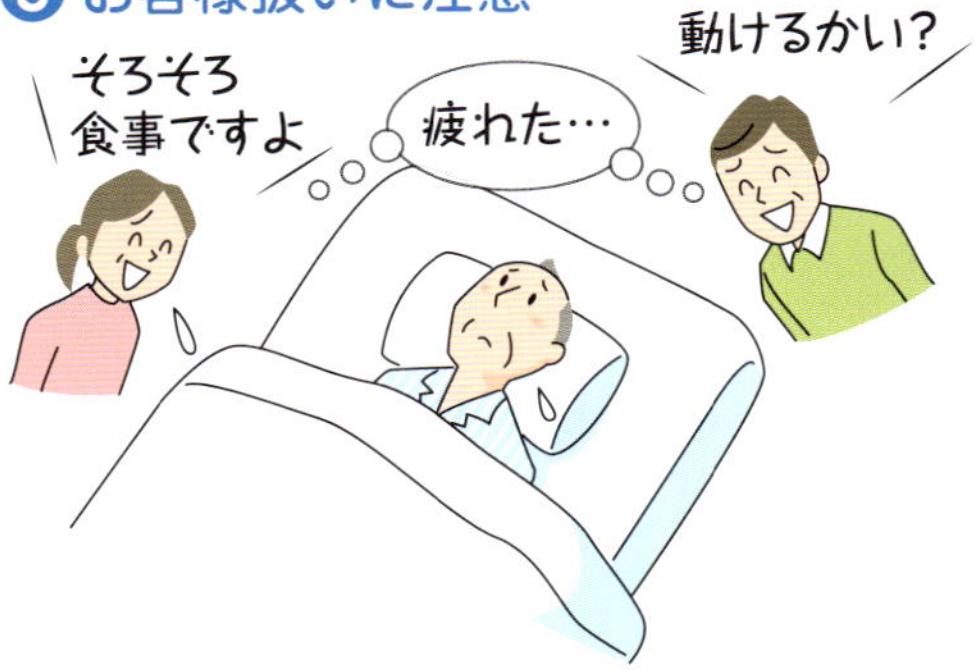
そろそろ
食事ですよ
疲れた…
動けるかい？

ポイント

患者さん中心の生活にしない。家族も疲れたとき、できないときは言葉に出すことも大切

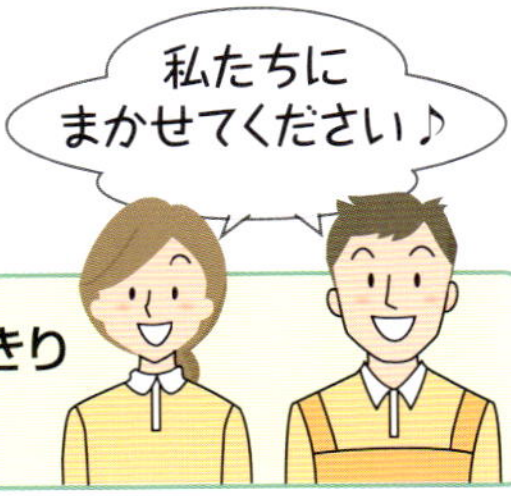
私たちに
まかせてください♪

「何をどのように困っているのか」をはっきりさせ、必要な介護サービスを活用する

日常生活の具体的な対策

介護には技術的な側面がありますが、まずはやってみて試行錯誤を重ねながら、患者さんにぴったりの介護のしかたを見つけ工夫している方がたくさんいます。まずは、患者さんとご家族の双方が、ゆとりのある気持ちで生活できる環境づくりを目指しましょう。

パーキンソン病患者さんの日常生活は、症状の日内変動に応じて活動内容を変えることが重要です。日常生活を通じて、現在の運動機能を低下させないために、からだの動きが比較的よい時間帯に、積極的にからだを動かしましょう。

また、作業療法士について、転倒しないような動作を覚えたり、自助具の相談をして生活の場を整えたり、より生活しやすい環境を整えることも大切です。

これはパーキンソン病に限ったことではありませんが、患者さんと介護者は共同作業が基本です。患者さんには、自分でできることは、時間はかかっても努めて自分で行う、という気構えが望まれます。患者さんに「立とう」「歩こう」といった意思がなければうまくいきません。そのため、ご家族は本人への声かけや補助具の活用で、やる気を引き出すかかわりをしていただくことが大切です。

また、患者さんが一人で過ごす時間帯が多い場合、不安定な姿勢のまま薬がきれて動けなくなる恐れもあります。ブザーを設置したり、携帯電話を身につけるほか、自治体、介護事務所、警備会社などの緊急通報システムを利用するなど、助けを求める手段を確保しておきましょう。

患者さんの〝やる気〟を引き出す自助具の活用

衣類

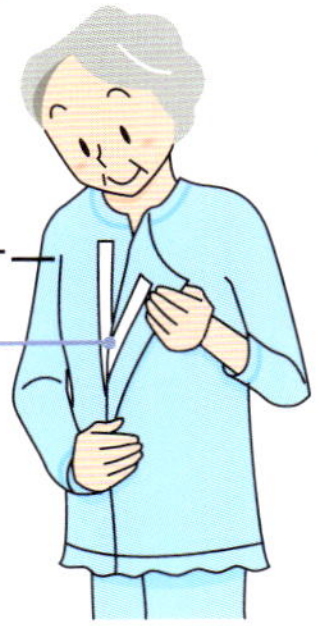

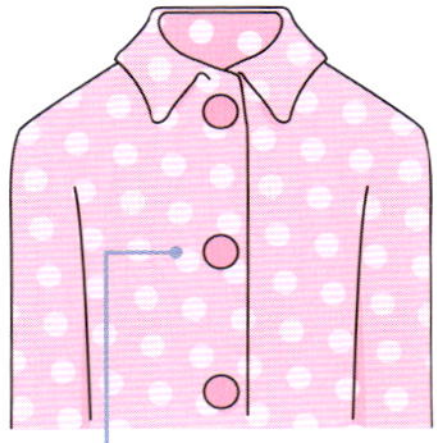
大きめの
ボタン

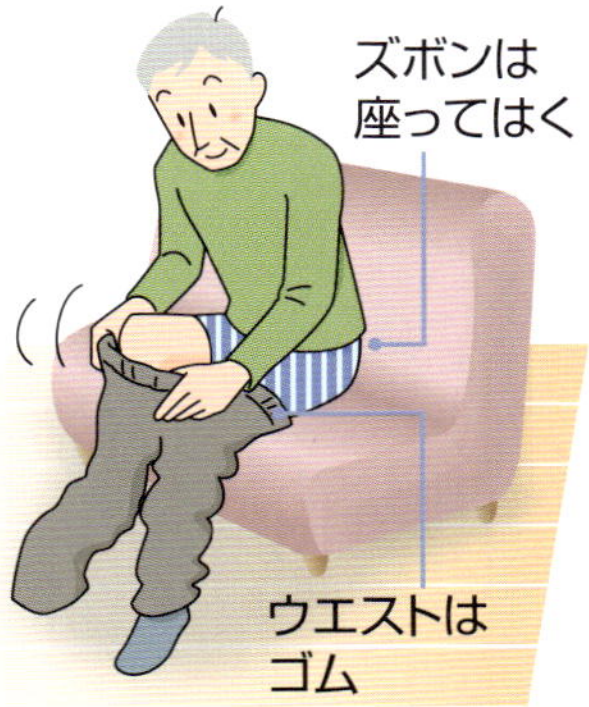

食器

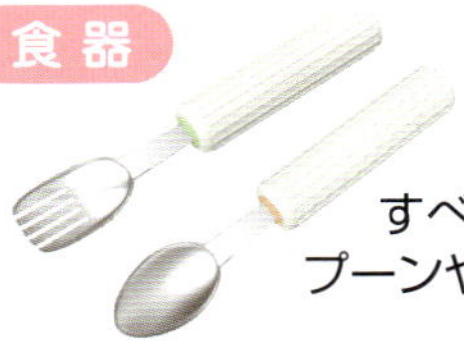
握りの太い、
すべりにくい柄《え》のスプーンやフォーク

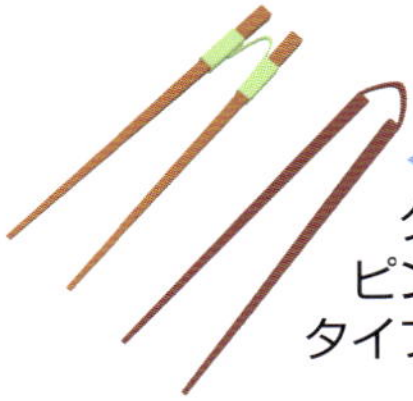
クリップタイプやピンセットタイプの箸

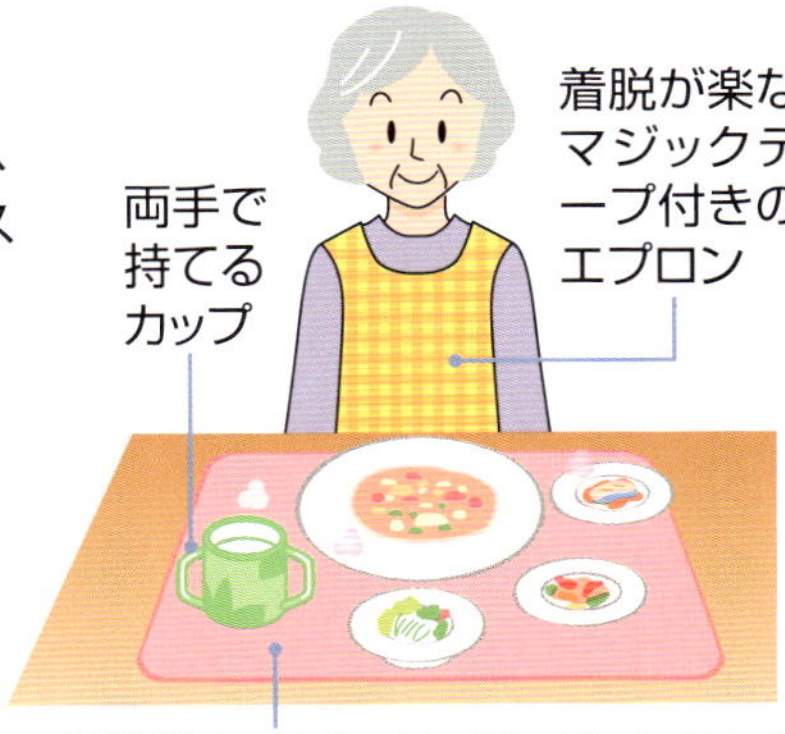
両手で
持てる
カップ
着脱が楽な
マジックテープ付きの
エプロン
食器がすべりにくいランチョンマット

その他

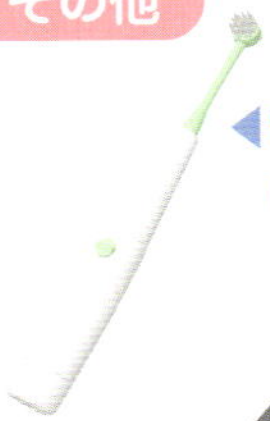
電動
歯ブラシ

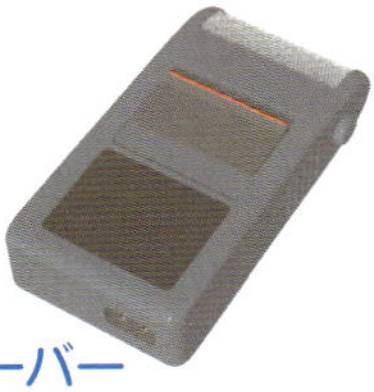
電気
シェーバー

ポータブルトイレ

夜間のトイレは、からだの動きにくい時間帯と重なり、また、暗いため転倒の危険がある。ベッドのそばにポータブルトイレを設置するとよい。手元や足元に明かりをつけ、安全に使用できる工夫を

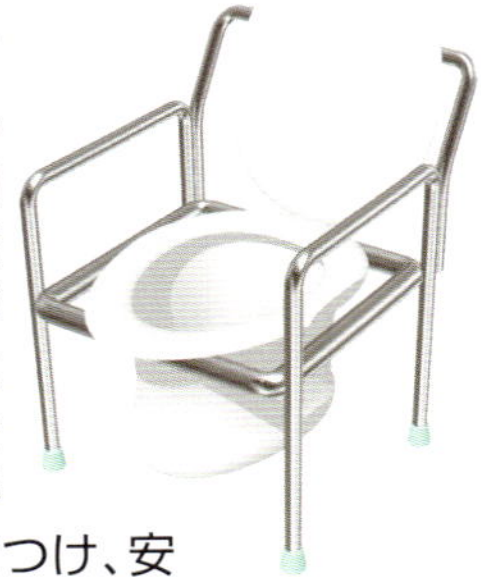

住宅改修について

パーキンソン病は症状により、動くと危ないからといって動かないでいると、運動機能の低下が進みます。運動機能を維持するためにも、安全で動きやすい住宅環境を整えましょう。

住宅改修が必要な際には、単に画一的なバリアフリー工事を行うのではなく、病気の特徴と患者さんの状態に合った改修を行う必要があります。

たとえば、一般的には、つまずき防止のために段差にスロープをつけることがありますが、パーキンソン病の患者さんは前屈姿勢で重心が前にかかっているため、スロープがあると、下る際さらに前のめりになってバランスを崩しやすくなります。そのため、低い段差であればあえて残し、その場所の柱や壁に転倒を防ぐための手すりをつけたほうがよい場合があります。また、風呂は、浴槽のふちに置いたベンチに腰掛けた姿勢から腰をずらして入る一般的な方法では、パーキンソン病患者さんは後方にバランスを失いやすいことがあります。この場合は、立った姿勢から浴槽に入れるよう手すりをつける改修が向いています。

こうした細かい配慮は専門家でないとなかなか行き届きません。家族が判断できない場合、理学療法士や作業療法士などの専門家に相談することができます。

住宅改修は介護保険を優先とした補助の対象になっていますので（145頁）、工事を行う前に、あらかじめどんな補助が受けられるのか、どんな手続きが必要かといったことをケアマネジャーや市区町村の福祉に関わる窓口担当者に相談してから行いましょう。

安全で動きやすい住宅環境を整える

転倒防止のための住宅改修（歩いて移動する場合）

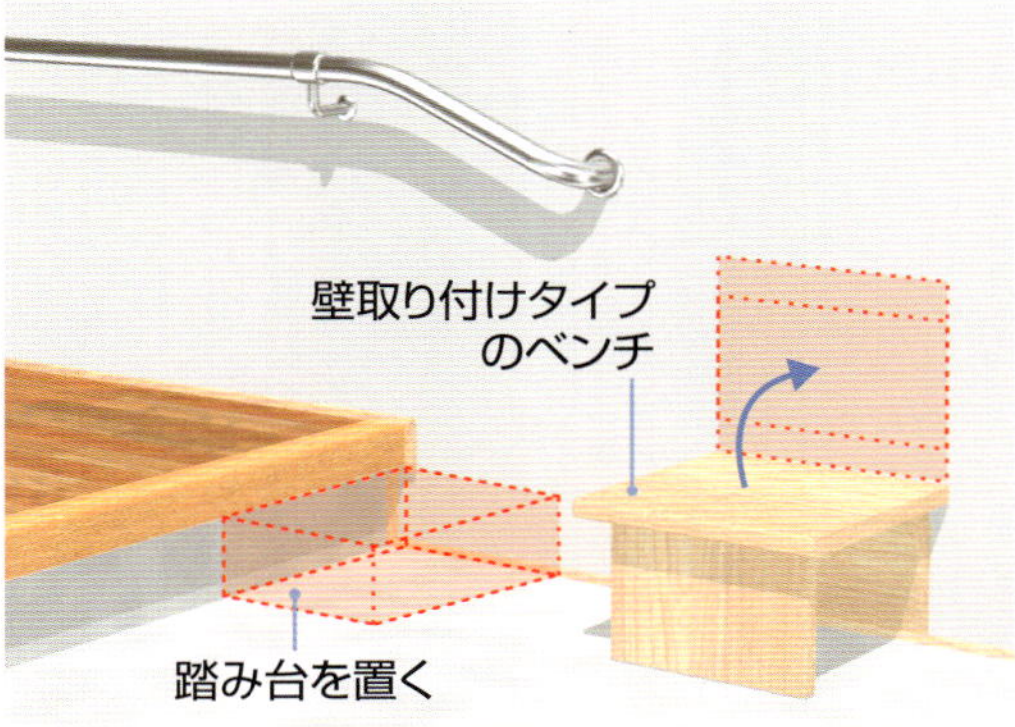

玄関の上がりかまちが高いと足を取られやすいので、踏み台を置いて段差を減らし、斜めに手すりをつける。靴の着脱でバランスを崩さないよう、土間に椅子を置くと便利

玄関

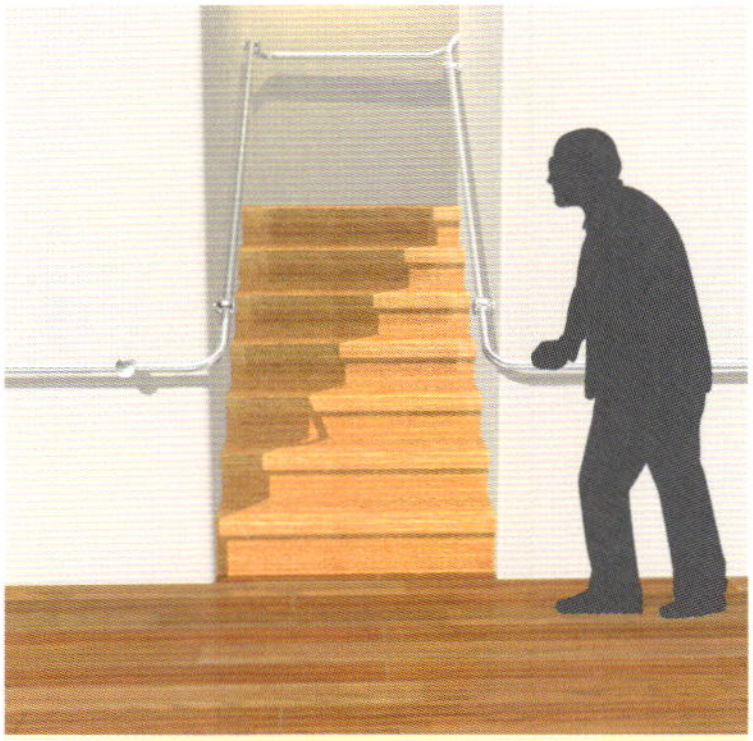

廊下と階段には手すりを取り付ける。手すりの高さは使う人の大腿骨の上端あたりがつかまりやすい

廊下・階段

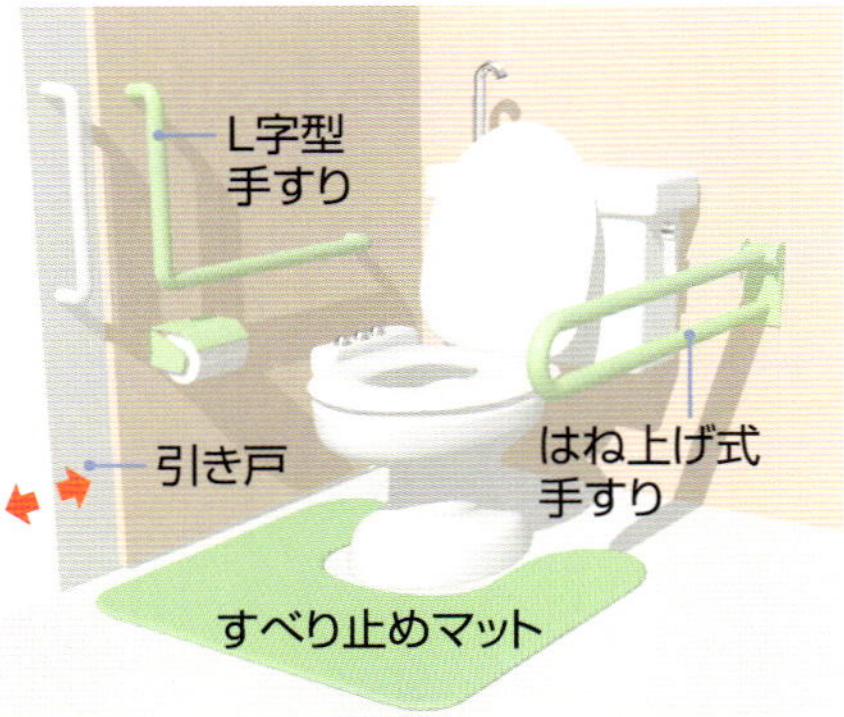

L字型
手すり
引き戸
はね上げ式
手すり
すべり止めマット

トイレにも手すりを設置する。便器わきにははね上げ式の手すりが便利。扉は引き戸のほうが転倒しにくく、万一トイレ内で転んだ場合や、車椅子になった場合の対応も可能

トイレ

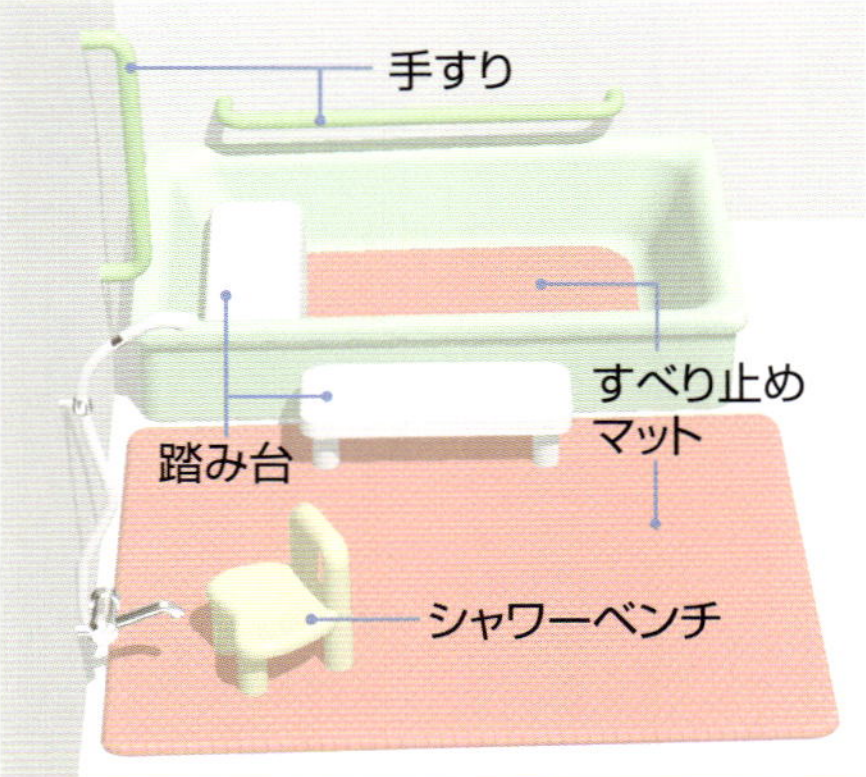

浴槽まわりや出入口に手すりをつけ、すべり止めマットや安定した椅子を用意する。脱衣場にも手すりをつけ、椅子を置いておくとよい

浴室

車椅子を使う場合の住宅改修

家の中で転ぶ回数が増えてきたら、車椅子の使用を検討する。車椅子を使う場合は、玄関など外へ出る手段と、浴室･トイレへのアプローチが重要。姿勢が崩れにくく、小回りがきく車椅子を選ぶ。車椅子を使うスペースを確保できない場合は、ベッド、ポータブルトイレを導入し、入浴やその他の移動は訪問や通所サービスの利用を検討する

移動しやすい車椅子

6輪車椅子は小回りがきく

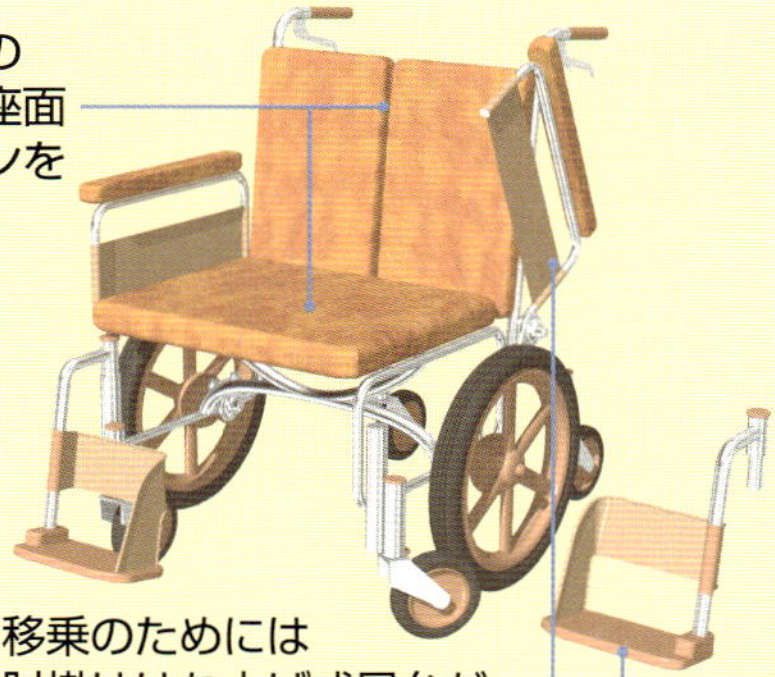

姿勢の安定のため背面・座面にクッションをあてて調整

移乗のためには肘掛ははね上げ式足台が取り外し可能なものが便利

ベッド

ベッドはモーター式がよい

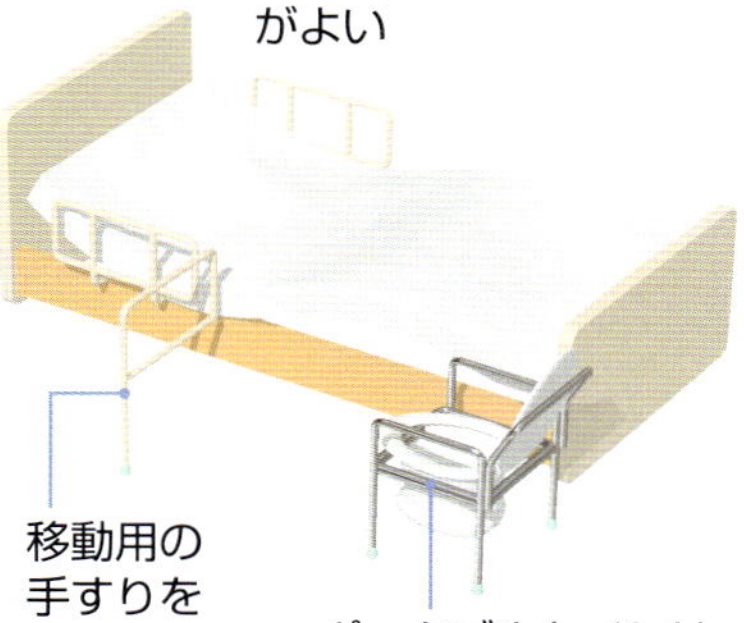

移動用の手すりをつける

ポータブルトイレは手すりのついた安定したものを選ぶ

トイレ

- 入り口を広げて便器の近くまで車椅子を近づけられるようにする
- 洋式便器に移乗せずに使えるシャワーキャリーの利用も検討する

*シャワーキャリー（キャスターつき）

ベッドなど脱衣しやすい場所で衣服を脱ぎ、このキャリーに乗ってトイレや浴室に移動する

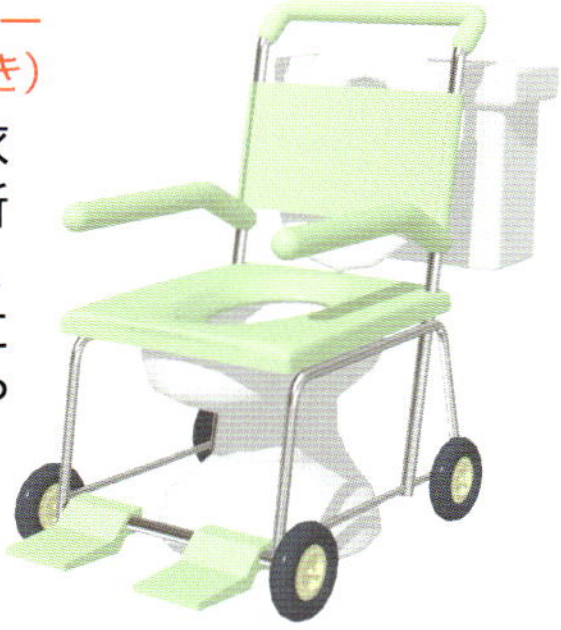

玄関

簡易スロープ（上がりかまち）

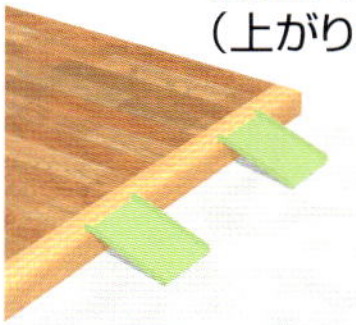

簡易スロープ（外階段）

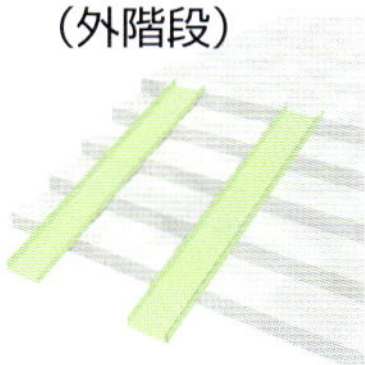

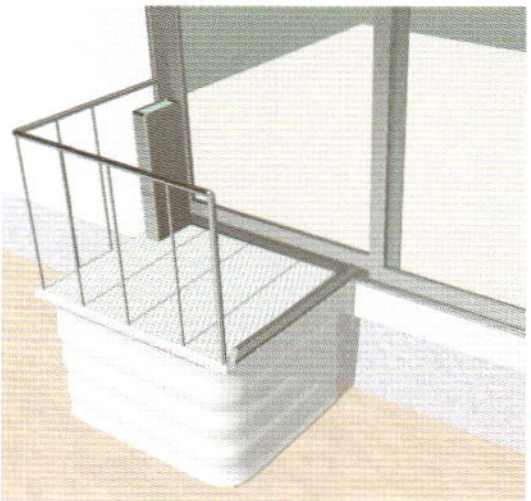

電動昇降機

玄関に設置できないときはベランダなどに設置

その他

扉はアコーディオンタイプにするなど

住宅改修などで受けられる支援

介護保険利用

	支援の内容	適用
住宅改修	1人1住宅につき支給限度額20万円(自己負担1割)。転居または要介護度が3ランク以上重度になった場合、再度限度額20万円となる	手すり、床段差の解消、床材の変更、扉の取り換え、洋式便器などへの便器の取り換え、またそれらに付帯して必要な住宅改修
福祉用具購入	直接からだが触れるものについて、1年間10万円を限度額として購入可(自己負担1割)	便座、ポータブルトイレ、入浴補助具、簡易浴槽、リフトの吊り具など
福祉用具レンタル	各介護度の限度内で、レンタル費用の1割が自己負担	車椅子(および付属品)、電動ベッド(および付属品)、手すり、移動用リフトなど

受けられる支援の内容、手続きの方法などはケアマネジャーや自治体の役所の窓口に相談する

自治体によって適用される可能性がある制度

身体障害者福祉法	住宅改修における、介護保険での支給限度額の20万円を超える部分の助成
特定疾患対策事業	入浴補助用具、便器、特殊マットなどの給付や貸与
高齢者住宅改修費助成	介護保険・身体障害者福祉法ともに適用されない方

介護保険のサービスを受けている方も、介護保険適用外の方も、受けられる支援もある

社会的支援を利用しよう

さまざまな社会的支援サービスがある

パーキンソン病になると、さまざまな経済的・社会的不利益に直面する場合があります。経済的な不利益としては、元気であれば電車で行けるのに、歩行が不自由なためにタクシーを使用しなくてはならない場合の利用料金をはじめ、障害に合わせて自宅に手すりやスロープをつける修繕費用、車椅子や歩行器の購入やレンタル費用、リハビリ施設の利用代金などです。

また、病気になったことによる心の悩み、以前はできていたことができなくなって仕事や家事に支障が出るなど、健康であれば当然できていたものができなくなったり、以前と同じようにするのに多大な努力を必要とすることもあります。

こうしたことに対し、いくつかの福祉サービスが存在します。相談には、受診中の病院のメディカル・ソーシャル・ワーカーや、居住地の自治体（市区町村）の福祉関係・保健所の窓口などが対応してくれます。受給のための条件や助成の金額は、自治体やどんなサービスを利用するかによって異なる場合もあります。

後期高齢者医療制度は、通常75歳以上の人が対象ですが、一定の障害を有する65歳以上の人は、75歳になる前でも現在の医療保険から脱退し、後期高齢者医療制度によるサービスを受けることが可能であることも知っておきましょう。

パーキンソン病の公的支援制度

重症度によって受けられるサービスが異なる。制度を利用するには申請が必要なので、どのようなサービスが受けられるかをチェックし、症状に合わせて申請できるように準備しておくとよい

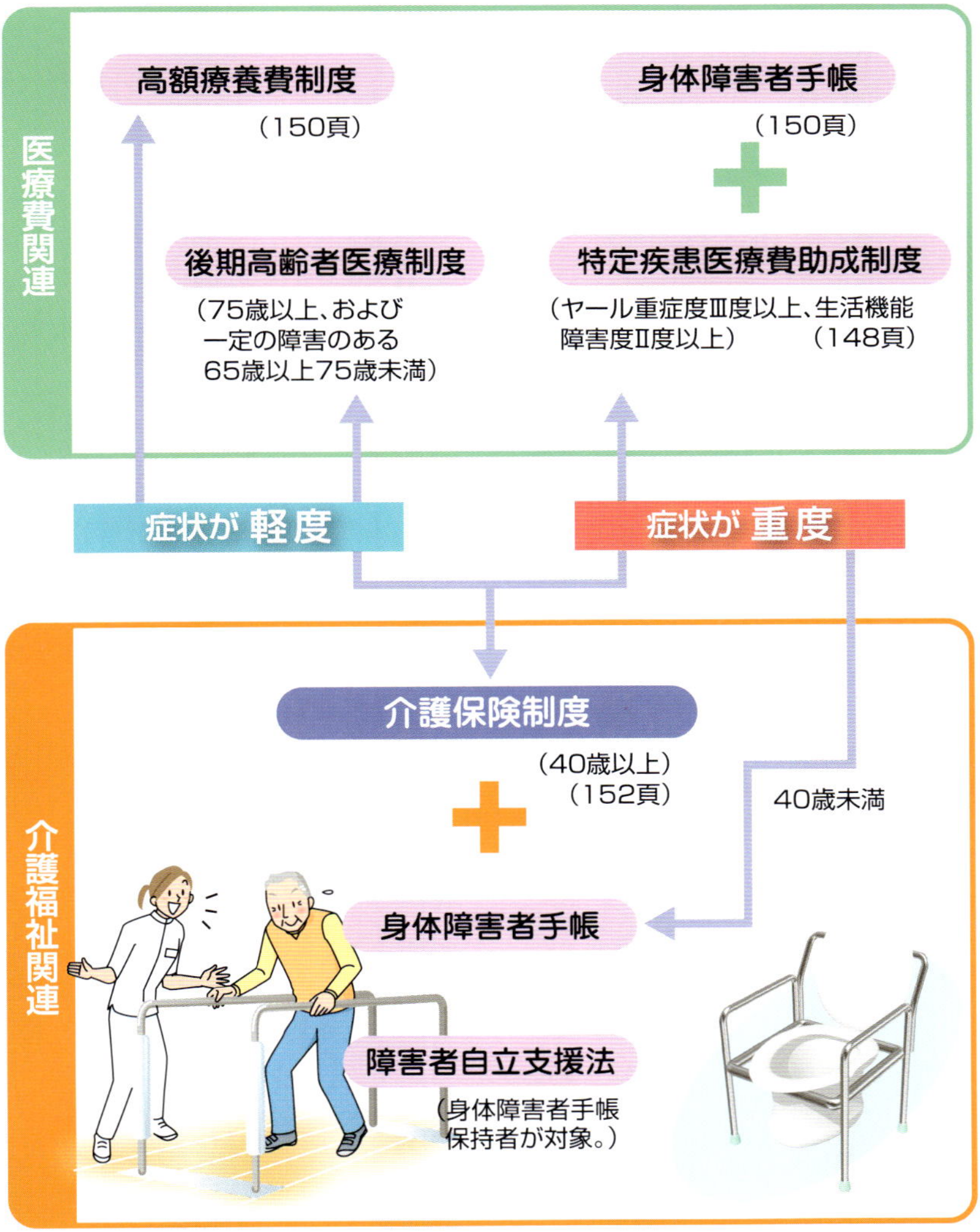

❶特定疾患とは

国は「特定疾患治療研究事業」を設け、パーキンソン病を含むいわゆる難病に対して、医療費の助成を行っています（特定疾患医療費助成制度）。２０１４年5月に法律が改正され、２０１５年以降対象疾患はそれまでの56から３００に拡大されます。当該する疾患重症度であるとの認定を受け「特定疾患医療受給者証」が交付されると医療費の自己負担分の一部が助成されます。自己負担額は、所得や患者さんの重症度等によって変わります。

パーキンソン病は、現行の規定（２０１４年5月現在）では「抗パーキンソン病薬を服用したうえでの障害度が、ヤール重症度（33頁）Ⅲ度以上（姿勢反射障害が出現してきた段階）、かつ、生活機能障害度（33頁）Ⅱ度以上を有する」患者さんが、「特定疾患」に該当します。

パーキンソン症候群（50頁）（脳卒中による脳血管性パーキンソン症候群、薬の副作用による薬剤性パーキンソン症候群など）は対象になりません。受給を検討する場合は、まず、主治医に病気の重症度が受給の対象基準に達しているかどうかを確認してください。

申請に必要な書類は、保健所もしくは市区町村の保健・福祉課などの窓口にあります。この書類のなかの「臨床調査個人票」の記載を主治医にお願いし、申請書など必要書類とあわせて申請します。その後、審査され認定されると「特定疾患医療受給者証」が送られてきます。

現在の制度では、更新は1年ごとに必要です。そのため、次回の申請時に違った医療機関にかかる可能性を考えて、医師に書いてもらった調査書をコピーしておくとよいでしょう。

パーキンソン病は国の定めた「特定疾患」のひとつ

◆パーキンソン病─「特定疾患」認定基準◆

「抗パーキンソン病薬を服用したうえでの障害度が、ヤール重症度(33頁)Ⅲ度以上(姿勢反射障害が出現してきた段階)、かつ生活機能障害度(33頁)Ⅱ度以上を有する」患者さんが、「特定疾患」に該当

※脳卒中による血管性パーキンソン症候群、薬の副作用による薬剤性パーキンソン症候群などは対象にならない

「特定疾患医療受給者証」の申請手順

1 主治医に重症度が受給の対象基準に達しているかどうかを確認

↓

2 達しているとの診断であれば、市区町村の保健・福祉課、保健所等で申請に必要な書類を受け取る

↓

3 このなかの「臨床調査個人票」の記載を主治医に依頼する

↓

4 上記と申請書を合わせて申請する

↓

5 「特定疾患医療受給証※」が送られてくる

※給付は自己申告制。自動的には給付されないので、注意する
※受給証は、1年ごとに更新が必要

2014年5月現在

②身体障害者手帳／高額療養費制度

身体障害者福祉法 パーキンソン病患者さんは身体障害者福祉法により、サービスが受けられる可能性もあります。申請は市区町村の福祉担当の窓口（福祉事務所、役場、健康保健センターなど市区町村ごとに異なる）で行います。パーキンソン病の場合は「肢体不自由」で申請するのが一般的で、診断書は身体障害者福祉法による指定医が記載します。主治医が指定医ではない場合には、市区町村の福祉担当課の「身体障害者更生相談所」で判定を受けます。

身体障害者手帳の交付を受けると「特別障害者手当」や「障害基礎年金」などの経済的な支援が受けられる場合があります。その他にも税金の減免や交通機関の割引、公共住宅などへの優先入居、住宅整備資金の融資制度などが利用できます。ただし、障害の等級や年齢などによって受けられる支援の有無・内容は異なります。手帳を受給すると「障害者自立支援法」の対象者となり、車椅子や杖など補装具の給付を受けたり、居宅介護、自立訓練などのサービスを利用した際、費用の一部を支給してもらえます。概要は医療ソーシャル・ワーカーに、詳しくはお住まいの自治体の担当窓口で確認しましょう。

高額療養費制度 医療機関や薬局の窓口で支払った額が、暦月（月の初めから終わりまで）で一定額を超えた場合に超過金額を支給する制度です。加入している公的医療保険窓口（健康保険組合・協会けんぽ・後期高齢者医療制度・共済組合など）に、高額療養費の支給申請書を提出または郵送することで支給が受けられます。

身体障害者手帳の申請と受けられるサービス

病気が進行し、歩行や手足の動きが不自由になると、身体障害者福祉法の規定により、身体障害者手帳の申請ができる。申請は各自治体の担当窓口で

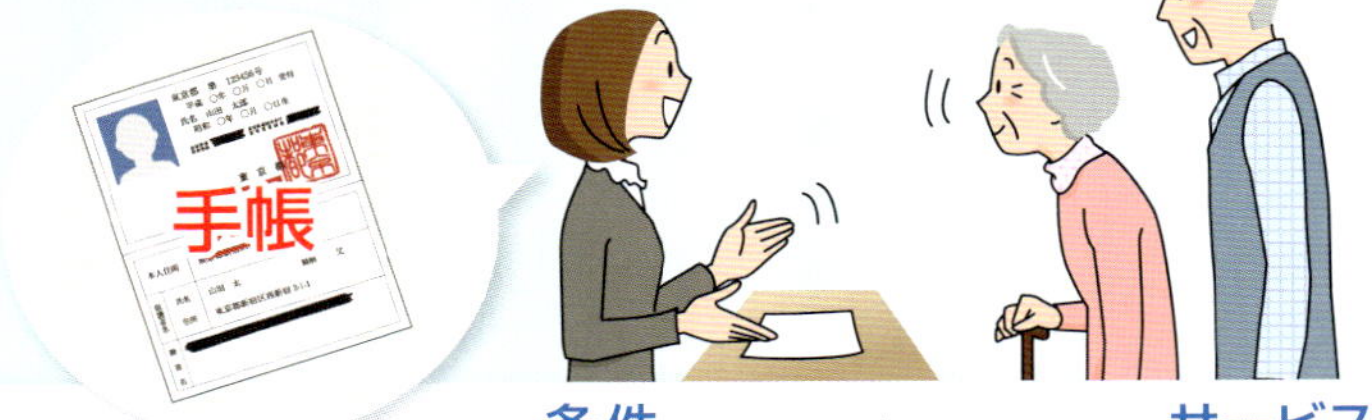

	条件	サービス
障害者自立支援法	身体障害者手帳の交付を受けている人 利用費用の一部を支給 ※介護保険制度の対象者は介護保険制度が優先される	・介護給付〈居宅介護、重度訪問介護、行動援護、短期入所（ショートステイ）、療養介護、生活介護、施設入所支援など〉 ・訓練等給付〈自立訓練、共同生活援助（グループホーム）など〉 ・補装具の給付〈杖、歩行器、車椅子など〉 ・自立支援医療、地域による支援
身体障害者手帳	身体障害者福祉法の規定による指定医師の診断書が必要。1級から6級まであり、等級によってサービス内容が異なる	・経済的支援〈障害基礎年金、特別障害手当〉・税金の減免、交通関連料金の割引、公共住宅への優先入居、公共料金の割引など
高額療養費制度	医療保険制度加入者 1カ月の医療費の自己負担額が、限度額を超えた場合	・自己負担限度額の超過分の払い戻しが受けられる

身体障害者手帳で利用できるサービス例

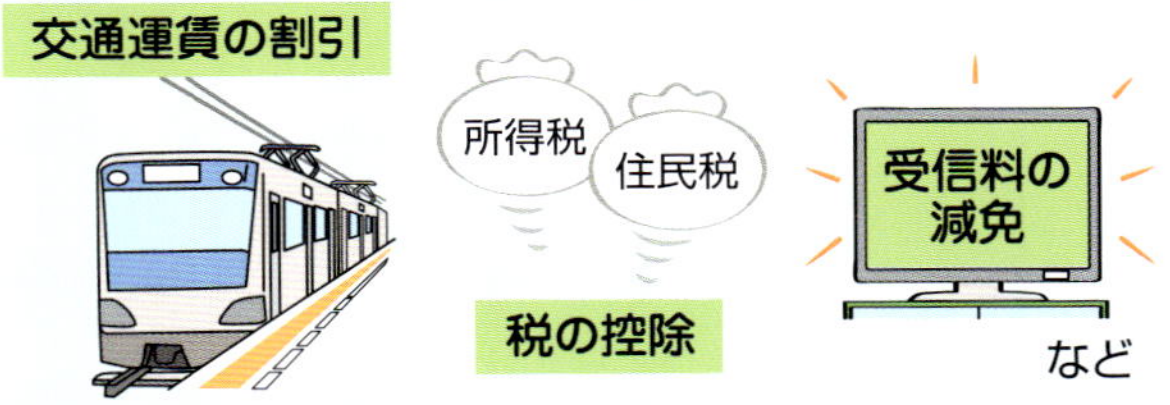
交通運賃の割引
所得税
住民税
税の控除
受信料の減免
など

※受けられるサービスは障害の程度、自治体により異なります

3 介護保険制度

以前は長期入院を余儀なくされていた神経難病患者さんに関して、近年は在宅で患者さんの生活の質（QOL）を保ちながら医療を行おうという動きが活発化しています。その一つに介護保険制度があります。65歳以上の「第1号被保険者」と、40歳以上65歳未満の「第2号被保険者」が対象です。

そもそも介護保険は高齢者介護のための制度ですが、パーキンソン病を含む特定疾病*（148頁の特定疾患とは異なる）の患者さんは第2号被保険者もこのサービスを利用することができます。介護の必要度を7段階に分け、要介護度によって受けられるサービスの限度額が決まります。費用の1割は自己負担となりますが、経済的状況によっては限度額超過部分の一部が免除されることがあります。

介護保険のサービス受給の申請は市区町村の福祉関係の窓口で行います。まず患者さん本人や家族が、患者さんの身体的・精神的状況を報告すると調査員が訪問し、面接調査が行われます。これらの結果をもとに、介護認定審査会により審査が行われ、市区町村が要支援・要介護（さらに非該当）の区分を認定します。

介護保険導入前は、パーキンソン病患者さんは主として医療保険によってさまざまなケアを受けていましたが、介護保険導入に伴い患者さんを取り巻く各制度が絡み合ってわかりにくくなっているのも現状です。最良と思われるサービスが受けられるよう、主治医やケアマネジャー、ソーシャルワーカーらとよく話し合うことをお薦めします。

介護保険認定までの流れと受けられるサービス

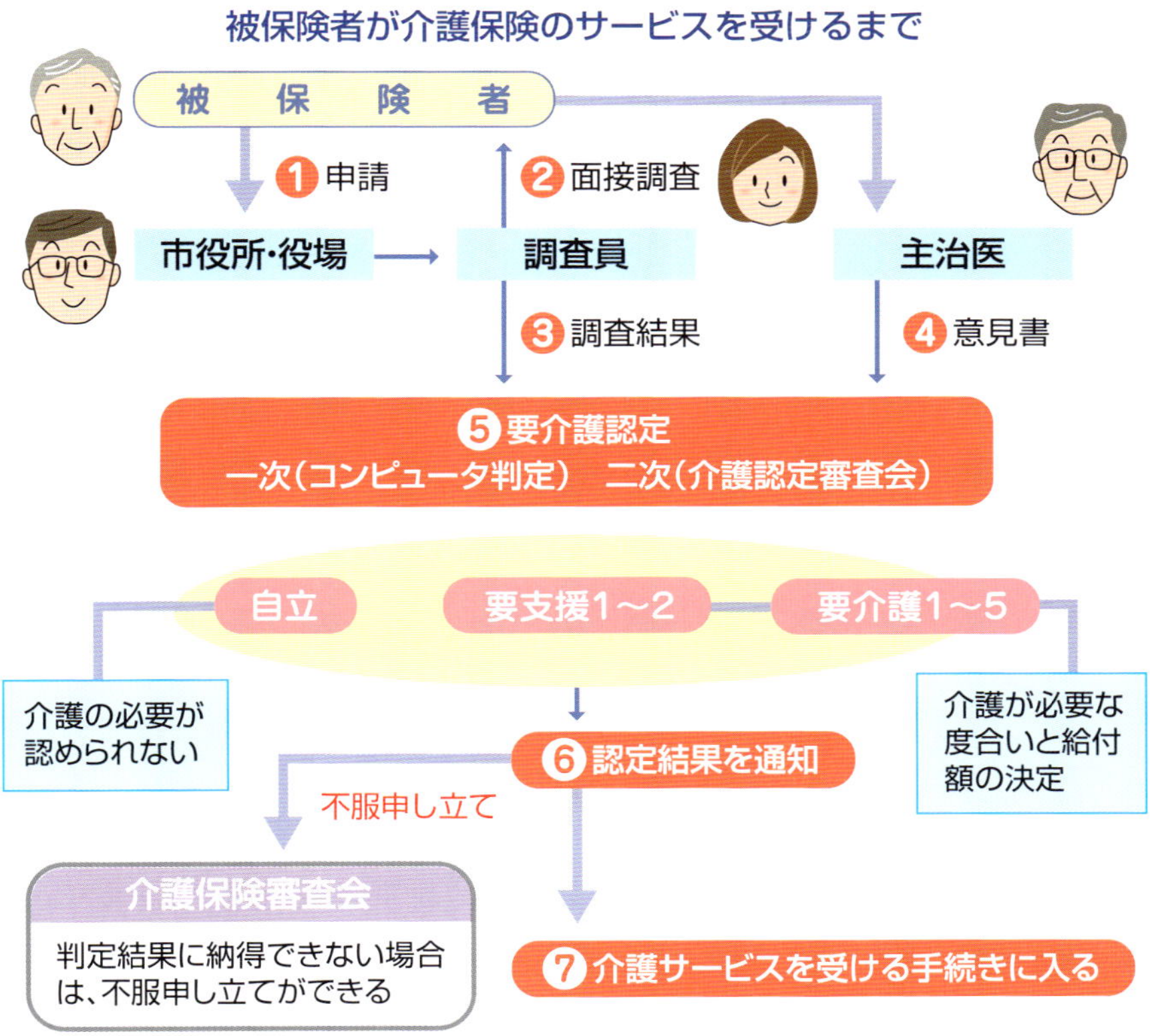

	条 件	サービス内容
介護保険制度	40歳以上の保険加入者で支援や介護が必要と認定された人（パーキンソン病は40歳以上～65歳未満でも介護サービスを受けられる*特定疾病）。費用の1割は自己負担。1カ月のサービス費用支給限度額が設定されている。特定疾患（148頁）の認定を受けていると訪問看護など一部サービスは自己負担なし	訪問型居宅サービス〈訪問介護（ホームヘルプサービス）、訪問入浴介護、訪問看護、訪問リハビリテーションなど〉 • 通所、短期入所型居宅サービス〈通所介護（デイサービス）、通所リハビリテーション（デイケア）、短期入所生活介護（ショートステイ）など〉 • その他の居宅サービス〈福祉用具貸与、住宅改修費支給、特定福祉用具購入費の給付、特定施設入居者生活介護（有料老人ホームなど）〉 • 施設サービス〈介護老人福祉施設（特別養護老人ホーム）、介護老人保健施設（老人保健施設）、介護療養型医療施設〉

4 地域包括支援センターの活用

現在は、患者さんやそのご家族が住む地域で行われる「包括的支援」や、患者さん同士での「社会支援」（患者会などは156頁）など、複数の支援の形があります。地域での介護を支援する中核的機関としては、「地域包括支援センター」が各市区町村に設置されています。ここには保健師、社会福祉士、ケアマネジャーなどが在籍しており、高齢者や心身に障害のある方、そのご家族への支援を業務としています。

地域包括支援センターに相談するとき介護認定を受けている必要はありません。ただし、要介護認定を受けていればケアプランの作成など具体的な支援が受けられ、状況に応じてリハビリテーションセンターや訪問看護ステーションなどの介護サービスにつないでもらうことができます。介護関連だけでなく必要があれば医療サービスについても相談できますし、複雑な公的支援制度等についても相談者が利用できるものを探してもらい、申請に向けて支援を受けることも可能です（申請自体は本人または家族が行う）。市区町村によっては、パーキンソン病を含む難病患者さんに対して「療養扶助費」や「見舞金」など独自のサービスを設けている場合もあります。これらに当てはまるかどうかも、地域包括支援センターなどで確認できます。

また、介護者の休息も必要です。「レスパイト入院（介護休暇目的入院）」「ショートステイ」「緊急一時入院」などのシステムが設けられている病院もあります。こうした仕組みも適宜活用しながら、ゆとりをもって介護にあたれる環境をつくりましょう。

国と地域の支援が一体となって患者さん、介護者を支援する

サービスを有効活用するための計画を立てる

地域包括支援センター
手すり
ヘルパー
デイケア
デイサービス
ケアプラン

●要介護認定を受けたら、担当ケアマネジャーとともにケアプランを立てる

リハビリ施設を活用する

●地域の通所リハビリ（デイケア）を利用する

- 医療機関や介護施設、自治体の施設などで、理学療法士や作業療法士など専門家の指導を受けられる

孤立や介護疲れを防ぐ

●公的支援制度を利用して家族の介護疲れを防ぐことも可能

- 家族のみで介護を抱え込んで疲れきってしまわないよう、公的支援制度のデイサービスやホームヘルプサービスなども適宜活用する

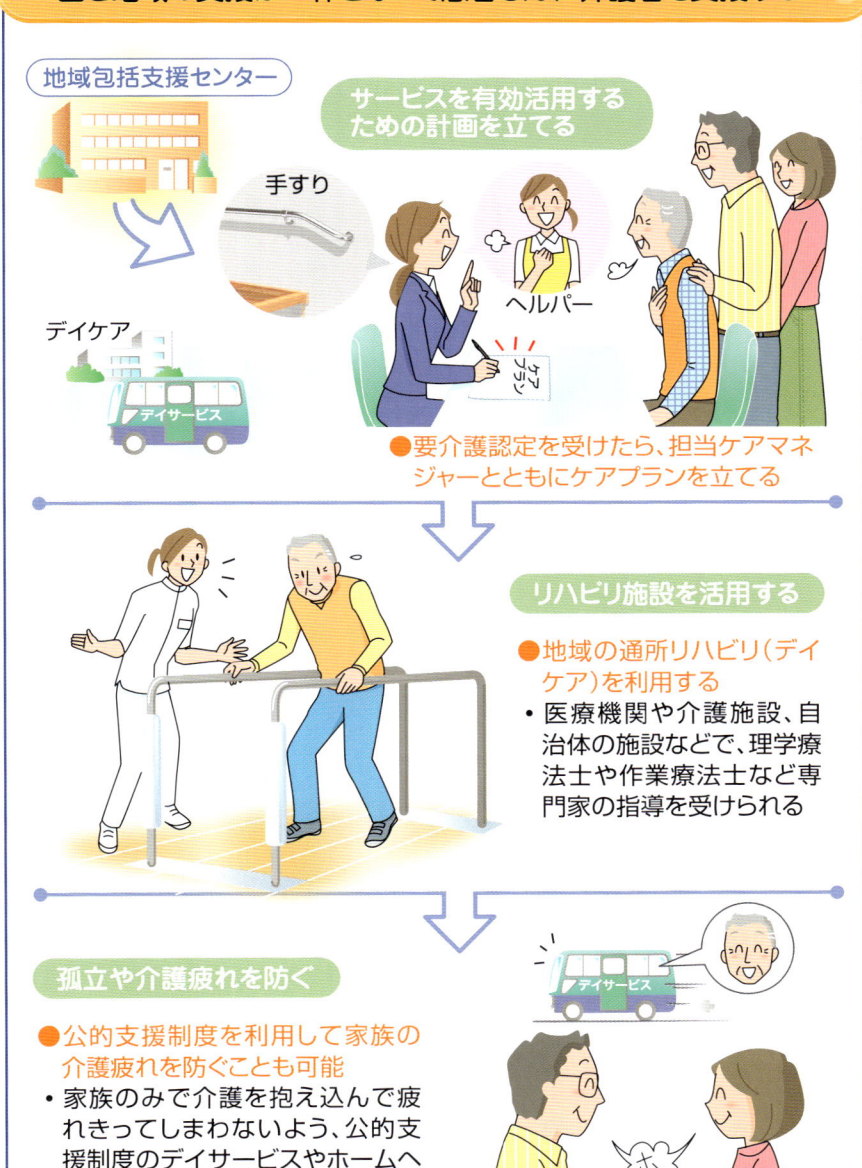

パーキンソン病当事者コミュニティの意義

最新情報の入手に加え、支え合いが力になる

パーキンソン病の診断を受けた直後はとくに、これからの病気の経過や、生活はどう変化するのか、何をどのように服薬するのがよいのか……など、さまざまな不安が出てくると思います。そんなとき、主治医を中心とする医療スタッフに加えて、情報収集や心の支えとして頼りになるのが、患者会などの〝当事者コミュニティ〟です。運営しているメンバーは患者さん本人やご家族に患者さんのいる方々となります。医療スタッフとは違った視点から、この病気の悩みに寄り添い、また、有益な情報を共有してくれます。

「一般社団法人　全国パーキンソン病友の会」は、１９７６年に結成された当事者（患者および家族）の会で、現在は全国の８０００人余りの会員で組織されています。同会では、これまでに特定疾患指定等の患者負担の軽減を求めた国会請願から、最新の医学情報の講演会、専門の医師らも参加し、講義やリハビリ等を行う泊まり込み研修会、電話による会員向けの医療相談等を行ってきました。同会が発行している機関誌も充実していて、続々と開発される新薬の情報をいち早く伝えたり、患者さんが療養生活の様子を寄稿するなど会員どうしの親睦にも活用されています。このような患者会に参加すると、貴重なネットワークを構築することができます。

患者同士の支え合いで、療養生活にも張り合いが

全国 パーキンソン病友の会の主な活動

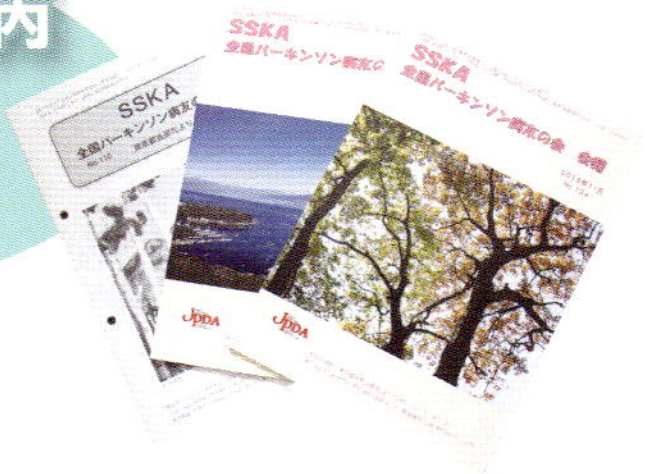

医療講演会
パーキンソン病の治療や新しい薬についての専門家による講演

パーキンソン病患者の権利確立のための活動
医療費の助成等に関する国会請願や、病気の啓発など社会的な活動を行う

電話医療相談
会員になると、医師による電話相談を受けることができる

機関誌の発行
医療行政の動き、新薬の情報、療養生活に関する寄稿などが充実

研修会
専門家を招いて病気について学びつつ親睦を深める1泊研修旅行等

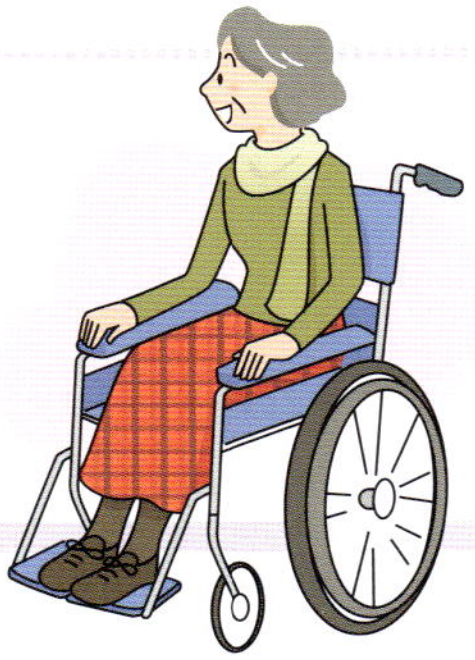

入会のお申し込みは

『一般社団法人　全国パーキンソン病友の会』
〒165-0026　東京都中野区新井3丁目1-11　パールシオンB1
電話　03-5318-3075
URL　http://jpda-net.org/

参考文献

- 『改訂版やさしいパーキンソン病の自己管理』（村田美穂編著　医薬ジャーナル社）
- 『パーキンソン病　正しい治療がわかる本』（竹村学著　法研）
- 『最新版　パーキンソン病がわかる本　正しい知識で病気とつきあっていくために』（福永秀敏、長谷川一子編著　法研）
- 難病情報センター　ウェブサイト（公益財団法人　難病医学研究財団）
  http://www.nanbyou.or.jp/
- 独立行政法人　国立精神・神経医療研究センター病院　ウェブサイト
  http://www.ncnp.go.jp/hospital/
- 『家庭医学大全科』（髙久史麿、猿田享男、北村惣一郎、福井次矢監修　法研）

【取材等協力】
一般社団法人　全国パーキンソン病友の会　事務局

スーパー図解『パーキンソン病』

難解病名・医学用語解説

●本文中に＊がふってあります。読み進むうえでの参考にしてください。

30頁

起立性低血圧

横になっていた後、立ち上がったときに急激に血圧が降下する状態。症状としては、ふらつきや立ちくらみ、頭痛、ものが二重に見えるなどがある。

レム睡眠行動異常

睡眠時には、からだも脳も休んでいるノンレム睡眠とからだが眠っていても脳は活動しているレム睡眠とが交互に現れる。夢を見るのはレム睡眠時で、レム睡眠行動異常とは、夢に合わせて大声を出したり、手足を動かして暴れたりすること。

むずむず脚症候群

レストレス・レッグス・シンドローム。じっとしたり、横になったりすると主に足（下肢）がムズムズして不快になり、じっとしていられなくなる。症状は下肢だけでなく、腰や背中、腕にまで至ることもあり、不快感も「虫が這うような感じ」「針で刺される」「火照ってしかたない」などさまざま。不眠やうつの原因になることもある。原因は不明であるが、ドパミン機能の低下などの神経疾患が関係すると考えられている。

34頁

自律神経

意思とは無関係に働く神経で、呼吸、血液など体液の循環、消化、体温調節、ホルモン分泌、生殖機能、代謝などの機能を促進または抑制し調節する。

神経伝達物質

神経細胞から神経細胞へ情報が伝達される際に介在する物質。さまざまな種類があり、主なものは、アミノ酸、神経ペプチド類、モノアミン類の3つに分類される。パーキンソン病にかかわる神経伝達物質ドパミンは、モノアミン類のうちの1つ。

メラニン色素

動物、植物、原生生物、菌類などで形成される色素。ヒトの体内でも合成される。

線条体

脳の中心部分でもある大脳基底核の主な構成要素の1つ。神経細胞の集まった組織で、脳のさまざまな部分と連絡をとりながら運動機能をつかさどることが知られている。

36頁

（とくに神経伝達物質の）レセプター、トランスポーター

生物の細胞はその生体反応としてさまざまな物質をやりとりしている。その輪

送チャネルがトランスポーターとレセプター（受容体）である。神経伝達物質のトランスポーター、レセプターは、神経伝達物質の種類ごとに存在し、たとえば、ドパミントランスポーターはドパミンのみを再取り込みする。正常なトランスポーターは、細胞間（シナプス間隙等）に放出した物質が余っていれば再取り込みを行う。レセプターは、特定の物質を取り込む。ドパミンレセプターであれば、ドパミンを取り込んで、その刺激を電気信号に変換し次の神経細胞に伝えていく。

38頁
αーシヌクレイン
レヴィ小体（39頁）の主成分であるたんぱく質で、この物質が中脳の黒質に蓄積すると黒質神経細胞が障害される。

40頁
活性酸素
空気を呼吸して生きる生物は、生命維持に必要なエネルギーを酸素から得ている。体内に取り入れた酸素は、細胞のミトコンドリアで消費されるが、これらの酸素の一部が代謝の過程で、活性酸素と呼ばれる反応性の高いものに変化する。活性酸素は、体内のさまざまな物質に対して化学反応を起こし、細胞に損傷を与える可能性があり、生活習慣病や老化現象を進める原因の一つに考えられている。

酸化ストレス
生体内で活性酸素が発生して障害を起こしてもそれは修復され、また、一部の活性酸素は生体のもつ解毒作用により無害化される。通常はこのようにしてバランスを保っているが、何らかのきっかけにより、このバランスが崩れ、過酸化物質やフリーラジカル（活性酸素のうち、より反応性の高いもの）が多く産生された状態を、酸化ストレスの高い状態という。酸化ストレスが高まると、たんぱく質や脂質、ＤＮＡが傷つけられる。パーキンソン病以外にも、狭心症、心筋梗塞、アルツハイマー病、慢性疲労症候群などに酸化ストレスが関与すると考えられている。

46頁
本態性振戦

パーキンソン病でも、パーキンソン症候群でもなく、からだにふるえだけが起こる病気。本態性振戦のふるえは、パーキンソン病とは逆に、何か動きをしようとするとふるえが強くなり、安静状態では収まる。

50頁
基底核

正しくは、大脳基底核。大脳皮質と視床、脳幹を結びつける神経細胞が集中している部分で、運動機能の調節や、感情、学習などさまざまな働きをつかさどっている。

脂質異常症

以前は「高脂血症」と呼ばれていた生活習慣病の一つ。血液中に含まれる脂質が過剰になったり、あるいは不足する状態。

51頁
動脈硬化

動脈の内側の壁が厚くなり、動脈の持

つ弾力性が失われ硬くなった状態。虚血性心疾患（狭心症や心筋梗塞）、脳血管障害（脳卒中、脳梗塞など）の原因となる。動脈硬化を引き起こす原因は、高血圧、糖尿病、脂質異常症や喫煙など。

60頁
バビンスキー徴候

バビンスキー反応とも言う。足の裏をかかとからつま先に向けて、尖ったものでゆっくりとこすると、拇指が脚の甲の方に曲がり、他の4つの指は外側に開く。2歳未満の幼児には普通に起こるが、成長後は、正常時には現れない病的反射である。

61頁
MPTP

1-methyl-4-phenyl-1,2,3,6-tetrahydro-pyridine メチルフェニルテトラヒドロピリジンのこと。合成麻薬に含まれる不純物で、脳内に入ると黒質のドパミン神経を破壊する。1970年代終わり頃から麻薬中毒者たちがパーキンソン病そっくりの症状を起こすことから研究が始まり、80年代前半にはその原因物質がMPTPであること、脳の中で酵素によってMPP+という物質に代謝され、それがが取り込まれてドパミン神経を破壊することが突き止められた。

70頁
ジストニア

意思に関係なく筋肉が収縮して、からだが突っ張ったり、曲がったり、痙攣したりする。中枢神経系の障害が原因とされる。どんなとき（どのような姿勢をしたとき）、どのような症状が出るかは、患者さんごとに異なる。パーキンソン病では、早朝時など、服用した薬の効果が薄れたときにジストニアが起こることがある。

74頁
生活の質（Quality of Life＝QOL）

ある人がどれだけ、社会的また精神的、健康的に人間らしく自分らしく生活できているか、ということを尺度としてとらえる概念。医療上では、とくに長期療養を必要とする病気や進行性の疾患において、病気の治療と患者さんの生活の質を両輪としてとらえることが大切。病気であっても患者さんが理想とする生活、個人の尊厳が守られ人間らしい生活を実現する治療は、「ＱＯＬを考慮した治療」などと呼ばれる。

自責感

自分に責任がある、自分が悪いと思ってしまうこと、またそのときの感情。

76頁
物忘れ外来

多くの場合、アルツハイマー型認知症の早期発見、早期対応を目的とした専門外来である。ただし、「物忘れ」や「記憶の混乱」が起こる病気は、アルツハイマー型認知症以外にもいくつかあるため、それらの病気の鑑別診断も行う。

86頁
抗精神病薬

精神疾患に用いられる薬の広義の呼び方。主に統合失調症や双極性障害の治療に用いられる薬。

抗不安薬
強い病的な不安に関連する心身の症状の治療に用いられる薬剤。

抗うつ薬
不安障害のなかでも、抑うつ気分が続いたり、自殺念慮が強かったりするときに用いられる薬の総称。主な抗うつ薬に「選択的セロトニン再取り込み阻害薬（ＳＳＲＩ）」や、「選択的セロトニン・ノルアドレナリン再取り込み阻害薬（ＳＮＲＩ）」などがある。

90頁
コリンエステラーゼ阻害薬
神経伝達物質のアセチルコリンや、肝臓や血清に存在するコリンエステル類を分解する酵素、コリンエステラーゼの働きを抑える薬。アルツハイマー型認知症などの治療に使用される。

94頁
（細胞の）受容体
⇒レセプター、トランスポーターの説明（１６０頁）へ。

肺線維症
心肺に繊維組織が異常増殖し、肺が縮んで硬くなる病気。

１１０頁
衝動制御障害
精神疾患の一つで、長期的に見れば何

の利益にもならないにもかかわらず、ある衝動ががまんできずにその行為を行ってしまうこと。たとえば、髪の毛を自分で抜いてしまう抜毛症、窃盗癖、病的賭博、放火癖などが含まれる。

124頁

理学療法士

Physical Therapist 医療機関では略してPT（ピーティ）と呼ばれることが多い。運動器のリハビリテーションの専門知識、技術をもつ国家資格保持者。身体機能の維持・回復のために、医師の指導のもと治療体操など運動療法を患者に指導する。

作業療法士

Occupational Therapist 医療機関では省略してOT（オーティ）と呼ばれることもある。患者さんの自立、生活の質（QOL）の維持・回復を目的に、日常生活における移動、食事、排泄、入浴など一連の動作を、その患者さんの維持している能力、機能回復程度に応じて行えるように指導、訓練する。作業療法に関する専門知識、技術を有する国家資格保持者。

言語聴覚士

Speech Therapist 医療機関では省略してST（エスティ）と呼ばれることもある。失語症や言語発達障害などの「ことば」の問題、聴覚障害など「聞こえ」の問題、声や発話の問題、飲み込めないなど食べる機能の問題に関して、その問題を起こしている障害の本質をとらえ、機能の維持・回復に向けて患者さんを指導、訓練する。その専門知識、技術を有する国家資格保持者。

134頁
咽頭残留《いんとうざんりゅう》

飲み込む力が弱くなったり、飲み込みの機能が低下することにより、食べたものがのどの途中に残ってしまうこと。

136頁
経管栄養法

口から栄養や水分を摂取することが困難な場合、あるいは、口からの摂取だけでは栄養が十分に摂れない場合、管を通して栄養や水分を補給すること。鼻から胃に管を通す「経鼻栄養法」、腹壁と胃に穴をあけて栄養や水分を通すトンネル（胃ろう）を増設する「胃ろう栄養法」、空腸にトンネルをつくる「空腸栄養法」がある。

152頁
特定疾病

日本の各保険システムのうえで、ほかの疾病とは異なる扱いをすると定められている疾病。何を特定疾病とするかは、「介護保険」「医療保険」「生命保険」など保険の領域によって異なる。加入している保険の定める特定疾病に該当すると、医療費に関する助成や給付が受けられる。パーキンソン病は「介護保険」における特定疾病のひとつ。国が定めるいわゆる〝難病〟の「特定疾患」（148頁）とは異なる。

●監修
村田 美穂（むらた・みほ）
1992年筑波大学大学院医学研究科修了
筑波大学附属病院、東京都老人医療センター、東京大学医学部附属病院を経て2004年より国立精神・神経センター武蔵病院（現：国立精神・神経医療研究センター病院）。現在、神経内科診療部長、特命副院長、パーキンソン病・運動障害疾患センター長
専門はパーキンソン病の治療

スーパー図解 パーキンソン病

平成 26 年 8 月 18 日　第 1 刷発行
平成 30 年 9 月 20 日　第 3 刷発行

監修者　村田美穂
発行者　東島俊一
発行所　株式会社 法研

〒104-8104　東京都中央区銀座 1-10-1
販売 03(3562)7671 ／編集 03(3562)7674
http://www.sociohealth.co.jp
印刷・製本　研友社印刷株式会社
0123

ISBN 978-4-86513-001-0 C0377　定価はカバーに表示してあります。